老偏方大全

大全

鲁凇坪 主编

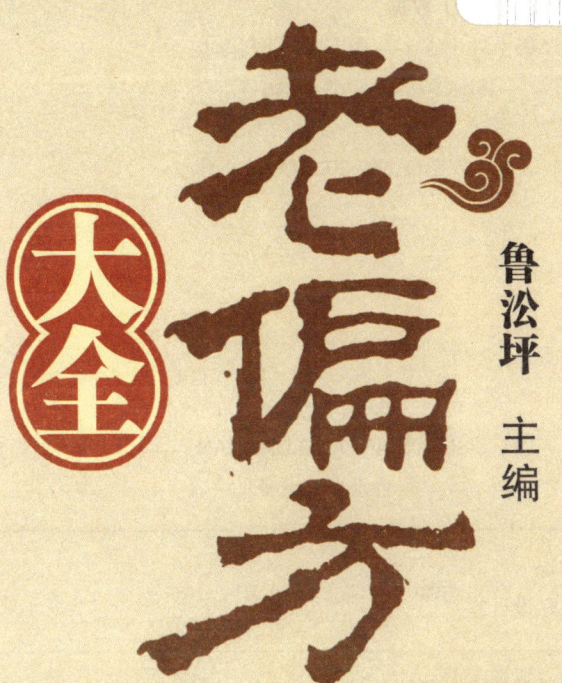

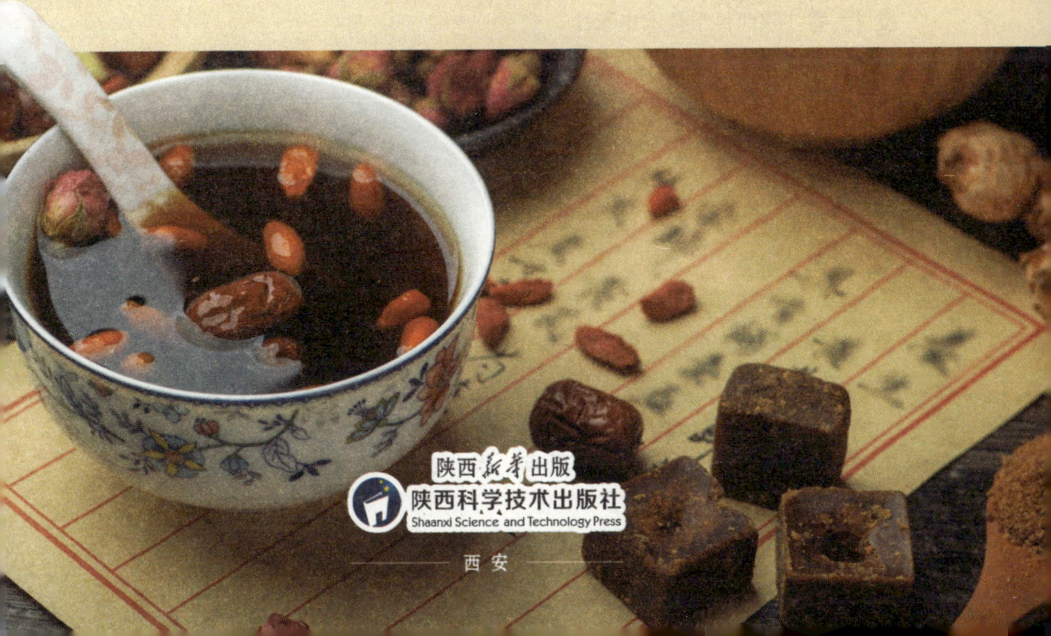

陕西新华出版

陕西科学技术出版社
Shaanxi Science and Technology Press

西安

图书在版编目（CIP）数据

老偏方大全 / 鲁泌坪主编 . -- 西安 : 陕西科学技
术出版社 , 2025. 4. -- ISBN 978-7-5369-9246-7

Ⅰ . R289.2

中国国家版本馆 CIP 数据核字第 20259AV039 号

老偏方大全
LAOPIANFANG DAQUAN

鲁泌坪　主编

责任编辑	付　琨
装帧设计	天之赋设计室

出 版 者　陕西科学技术出版社

西安市曲江新区登高路 1388 号陕西新华出版传媒产业大厦 B 座

电话（029）81205187　传真（029）81205155　邮编 710061

http://www.snstp.com

发 行 者　陕西科学技术出版社

电话（029）81205180　81205178

印　　刷　三河市天润建兴印务有限公司

规　　格　640mm × 920mm　16 开本

印　　张　10

字　　数　120 千字

版　　次　2025 年 4 月第 1 版

2025 年 4 月第 1 次印刷

书　　号　ISBN 978-7-5369-9246-7

定　　价　48.00 元

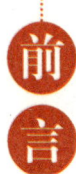

　　我国民间自古就有"偏方治大病"的说法。偏方是指广泛流传于民间但不见于医学著作的治病药方，是中医理论与实践在民间应用的结晶，是千百年来中医学家和广大民众不断摸索、不断积累起来的经验之方。它们或是来自老百姓日常生活的偶然发现，或是来自"传内不传外"的家族秘方，或是来自历代医家在民间诊病时开具的药方，因使用有效后流传下来。这些偏方历经反复验证，流传甚广，生命力极强，一直以来，因其实用、简单、价廉、疗效独特而深受老百姓的喜爱，也为中华民族的繁衍和人类健康作出了巨大的贡献。

　　在我国民间流传的大量偏方中，不乏组合精当、构思奇特、疗效显著的治病良方、秘方和奇方。民间偏方一般用药极为简洁，往往选择人们常用却未想到的药材配伍，甚至以单味药取效，如前胡粉治菌痢、仙人掌治流行性腮腺炎等。令人称奇的是，一些偏方中所用的药材看似与所治疾病无关，却有药到病除之效，这实际上是运用了中医五脏相生相克的原理，通过调养其他相关脏器，来达到促使患病脏器痊愈的目的。

　　即使是在医学技术较为发达的现代社会，偏方仍然具有巨大的实用价值，因为它材料易得、操作简便、花钱少又有实效，更适合普通老百姓使用。为使读者能够正确利用民间偏方治病，我们搜集了散见于古今医籍、文献和报刊中的民间疗法，遍寻民间广泛流传的老偏方，广罗各民族独特的治病秘方，取其精华、弃其糟粕，精选出最有效、最简便、最经济、最实用的偏方，编写了本书，它内容丰富，药源广泛，制取简便，是一部适合现代人治病和保健的方药大全。

　　书中选录的偏方具有以下特点：一是取材方便，其中很多药方都取自老百姓日常所吃的五谷杂粮、瓜果蔬菜和禽肉蛋，如用酸枣仁粥治疗心悸失眠、赤小豆治血肿等；二是配制简便，大多采用煎、煮、研末等方法制取，有的甚至仅仅是与日常食物煲粥或制成药酒饮用，操作简便；三是疗效显著，千百年来历经反复验证，屡试屡验，沿用至今，有很多都已被目前各大医院所采用；四是经济实用，因多取自民间偏方，很少有奇特名贵的中药材，且副作用小，最适合普通家庭使用，患者利用此类偏方治病，不但省钱，还能免去来回跑医院的麻烦等。

根据各类偏方的主治疾病，本书分为内科疾病、外科疾病、儿科疾病、妇科疾病、皮肤外科疾病等，涉及疾病近百种，每种疾病都提供了多种治病偏方，既有内服方，也有外敷方，还有食疗方，便于患者根据自身健康状况和疾病性质选择采用。每种药方都不同程度地介绍了其出处、组成、功效、主治、方解、药理、用法和按语等。

本书内容丰富，通俗易懂，体例简明。无论你有无医学知识，均能一看就懂，一学就会，是一部家庭必备医疗健康用书。对于基层医务人员、中医院学生、中医药爱好者和临床工作者，书中的偏方也有很高的参考价值。最后需要说明的是，中医讲究辨证施治，书中所录偏方仅供参考，未必适合所有人，在采用时应尊重个体生理和病理的差异性，最好配合医院的诊断并征得医生意见后再行使用。孕妇及哺乳期妇女务必在医生指导下慎重选择书中所录偏方。患有危重疾病的朋友，一定要及时就医，在医生的指导下使用此类民间偏方，以期取得更好的治疗效果。

第一章　内科疾病

第四章　妇科疾病

第五章　皮肤外科疾病

第一章　内科疾病

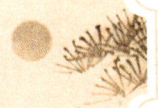

一、上呼吸道感染

上呼吸道感染是鼻腔、咽喉部急性炎症的总称。临床表现以鼻塞、流涕、喷嚏、咳嗽、头痛、恶寒、发热、全身不适等为特征。大多数由病毒引起，少数为细菌所致。若全身症状较重，具有较强的传染性者，称为"流行性感冒"。感冒是感受风邪，出现鼻塞、流涕、喷嚏、咳嗽、头痛、恶寒、发热、全身不适等症状的一种疾病，如不及时治疗最易转变他症，为常见外感症之一。现代医学的普通感冒，病毒性、流行性感冒，以及细菌性感染所引起的上呼吸道急性炎症与中医学感冒或时行感冒相似。

【方一】感冒平

【出处】《上海中医药杂志》

【组成】黄芪25克，板蓝根25克，藿香15克。

【功效】疏表解毒，益气健脾。

【主治】病毒性上呼吸道感染，气虚者。

【方解】方中板蓝根、藿香能清热解毒，发散风邪；黄芪益气固表。三味配合，共奏疏表解毒，益气健脾之效。

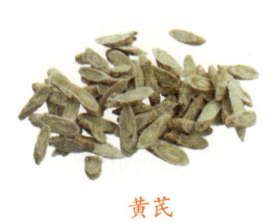

黄芪

【药理】现代实验研究表明板蓝根、藿香有抗多种病毒的作用；黄芪能

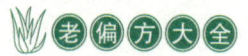

增强机体免疫力，故对上呼吸道感染气虚者有良效。

【用法】每日1剂，水煎服。

【方二】蝉蚕解表汤

【出处】《中国当代名医验方大全》

【组成】蝉衣10克，僵蚕10克，板蓝根10克，连翘10克，桑叶10克，薄荷9克，芦根15克。

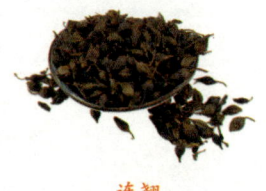

连翘

【功效】清热解毒，透邪外达。

【主治】风热感冒。

【方解】板蓝根、连翘清热解毒；蝉衣、僵蚕疏风清热解毒；桑叶、薄荷、芦根透邪外达。寓清于疏之中，清润结合，宣散有致。

【药理】蝉衣、僵蚕有抗惊厥作用、镇静作用、解热作用；连翘在体外对多种病原微生物有显著的抑制作用，如金黄色葡萄球菌、溶血型链球菌、伤寒杆菌等。

【用法】先将上药用水浸泡30分钟，武火煎15分钟，每剂煎2次，将2次煎出的药液混合。根据病情轻重，每日1～2剂，分2～4次温服。

【按语】若高热神昏，加生石膏、知母、清瘟散；身热恶寒头痛，加菊花、钩藤、清化散；身疼、四肢疼痛，加桑枝、忍冬藤；咽红肿痛，加马勃、蒲公英、牛蒡子；咳嗽，加杏仁、贝母；口渴不欲饮水，芦根加倍；有热便稀，加葛根、泽泻；烦躁不寐，加竹叶芯、莲子心、连翘心、元参心；鼻衄，加白茅根、大小蓟。

【方三】暑令感冒合剂

【出处】《中国当代名医验方大全》

【组成】香薷8克，藿香、佩兰、厚朴各10克，炙枇杷叶12克，鸭跖草15克。

【功效】宣散表卫，清暑热。

【主治】夏季感冒，高热头痛，胸闷脘痞，身体重痛或咽痛，咳嗽，或身痛无汗，舌质红、苔薄腻微黄，脉象濡数。

【方解】本方系宗黄连香薷汤意，加减化裁而定。方中香薷、厚朴取自黄连香薷汤，合佩兰功在解暑除湿，枇杷叶则具有保金肃肺之长，鸭跖草倍其清热泻火之力，以保无虞。

【药理】香薷、藿香有抗菌、抗病毒作用，可直接抑制流感病毒；鸭跖草抗炎、抗细菌内毒素。

【用法】每剂加水适量，浸泡半小时，武火煎煮10分钟，过滤取药液备用。每日1剂分2次温服，若入暮高热不减，可酌情加服1剂，再分2次温服。

【按语】若患者体温高于39.6℃，必须在方中加入黄连5克；咽红肿痛明显时，可加入板蓝根12克。

【方四】流感合剂

【出处】《四川中医》

【组成】板蓝根30克，鱼腥草30克，茵陈蒿30克，贯众15克，虎杖15克，牛蒡子10克，黄连10克，薄荷10克（后下）。

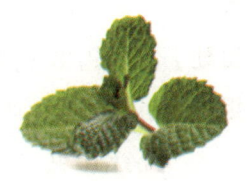

薄荷

【功效】清热解毒，利咽消肿，疏风利湿。

【主治】病毒性上呼吸道感染。

【方解】方中板蓝根、鱼腥草、茵陈蒿、贯众清热解毒；牛蒡子、薄荷利咽消肿；虎杖、黄连疏风利湿。本方虽以清热解毒药为主，但清中寓散，表里双解，并入渗利之品，故有清热解毒、疏风

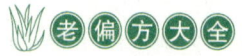

利湿等功效，与本病大多由于感受风热疫毒，且多兼夹湿邪的病因病机吻合，故获效显著。

【药理】板蓝根、鱼腥草有抗病原微生物、抗内毒素、免疫增强的作用；茵陈蒿有解热、镇痛抗炎、抗菌、抗病毒等作用；贯众、虎杖有抗柯萨奇病毒、抗流感病毒、抗菌作用；牛蒡子煎剂对金黄色葡萄球菌、肺炎球菌、乙型链球菌和伤寒杆菌有不同程度的抑制作用。

【用法】每日1剂，水煎服。

二、支气管炎

　　支气管炎包括急性支气管炎和慢性支气管炎，均以咳嗽为主要症状，应从中医所说的咳嗽病去辨证施治。中医认为急性支气管炎属外感咳嗽，病因为风寒和风热。慢性支气管炎与肺脾肾三脏有关。由于病因不同，内脏虚实不同，故症状各异，常见肺虚寒夹痰饮、气虚痰浊、痰热、阴虚等证型。

【方一】辛润止咳汤

【出处】《吉林中医药杂志》

【组成】半夏6克，细辛3克，生姜5片，炙远志6克，麦冬10克，炙马兜铃10克，炙枇杷叶12克，五味子6克，炒栝楼皮15克，天竺黄10克，炙甘草6克。

【功效】清热化痰，止咳平喘。

【主治】慢性支气管炎，干咳频作，喉痒无痰。

【方解】细辛、生姜辛温散寒；炙远志、炙马兜铃、炙枇杷叶、炒栝楼皮、天竺黄清热化痰；半夏燥湿化痰，五味子敛肺止咳。该方甘凉清热，不燥不凉。

【用法】水煎服2次，每日1剂，日服2次。

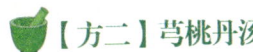 【方二】芎桃丹汤

【出处】《新中药》

【组成】川芎6克，桃仁10克，丹参10克，紫菀10克，补骨脂10克，半夏10克。

【功效】温补脾肾，活血化痰。

【主治】慢性支气管炎，咳喘痰多不能平卧、胸闷。

【方解】川芎、桃仁、丹参活血化痰；补骨脂温补脾肾；紫菀止咳平喘；半夏燥湿化痰。本方重在活血与补益，适于久病咳喘者。

【用法】水煎服2次，每日1剂，日服2次。

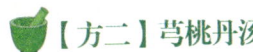 【方三】平喘汤

【出处】流传民间

【组成】蚤休15克，黄芩15克，全栝楼15克，马兜铃15克，石韦15克，广地龙15克，穿山龙15克，百部15克，青黛10克，海蛤粉10克，法半夏10克，橘红10克，麻黄10克。

【功效】清热化痰，镇咳平喘。

【主治】慢性支气管炎。

【方解】蚤休、黄芩、全栝楼、马兜铃、橘红清热化痰；石韦、广地龙、穿山龙镇咳平喘；百部、青黛、海蛤粉清热镇咳；法半夏燥湿化痰；麻黄宣肺平喘。本方平喘之力强，适用于痰热蕴肺之咳喘。

【用法】水煎服2次，每日1剂，日服2次。

【按语】方名自拟。

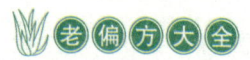

【方四】止咳汤（沈炎南）

【出处】 广东省广州市中医院

【组成】 桑叶9克，北杏仁9克，桔梗12克，甘草8克，紫菀9克，款冬花12克，百部9克，白前9克。

【功效】 疏风散寒，止咳化痰。

【主治】 咳嗽。痰多色白，或痰虽不多，而难咯出，喉痒，或伴气促，尤宜于感冒之后，久咳不愈之症。

【方解】 本方由《医学心悟》止嗽散化裁而成，随症加减，对新久寒热咳嗽皆宜。桑叶疏风清肺；北杏仁、桔梗止咳化痰；紫菀、款冬花、百部、白前宗止嗽散之意，疏风清肺，润肺止咳。

【用法】 先将上药用水浸泡30分钟，再煎煮30分钟，每剂煎2次，将2次煎出的药液混合。每日1剂，早晚各服1次。

【按语】 若表寒仍在，恶风鼻塞，流涕者，加荆芥9克，薄荷6克；如肺热壅盛，咳嗽痰黄，咽干，口渴者，去紫菀、冬花，加鱼腥草15克；如气逆，喘促，加苏子9克，五味子6克；如气阴已虚，咳而少痰，气短多汗，倦怠乏力者，加党参15克，麦冬9克，五味子3克；如久咳痰少，而难咯者，可另用款冬花10克，加冰糖适量，泡开水，代茶饮，以作辅助治疗；如表证明显，临床表现以感冒症状为主时，当应先行治疗感冒，待表证基本解除，咳嗽成为主证时方可应用本方。

三、肺炎

肺炎是指肺实质的炎症，按病因可分为细菌性、霉菌性、病毒性和支原体性肺炎。临床常见的是细菌性肺炎，其中90%～95%是由肺炎球菌引起。临床有突发的寒战、高热、咳嗽、血痰、胸痛等症状。肺炎的诱发因素有受寒、病毒感染、酒醉、全身麻醉、镇静剂或麻剂过量等。这些因素会削弱全身抵抗力和会厌的反射作用，破坏呼吸道黏膜—纤毛运动，减损细胞吞噬作用，使致病物能轻易地吸入而引起感染。此外，心力衰竭、有害气体的吸入、长期卧床的肺水肿、肺淤血，以及脑外伤等都有利于细菌的感染和生长繁殖，导致肺炎。

【方一】麻杏芩柴汤

【出处】《新中医》

【组成】 麻黄5～10克，川贝母5～10克，天竺黄5～10克，牛蒡子5～8克，桔梗5～8克，知母5～8克，法半夏6～8克，苦杏仁6～10克，柴胡8～10克，黄芩10克，茯苓10克，连翘10～15克，板蓝根10～15克，石膏20～50克。

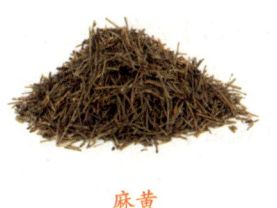

麻黄

【功效】 清泄肺热，宣肺平喘。

【主治】 支气管肺炎。

【方解】 小儿肺炎因风热犯肺、阻遏肺气者，治疗上应针对病因选用辛凉清热解毒的药物，在这一前提下，解决肺气壅郁及少阳气机失和最为关键。麻杏石甘汤以辛凉宣肺为主，而小柴胡汤则以枢转少阳气机为要，两方合用则肺气宣通，少阳气机枢转正常，从而使全身气机升降开合的功能恢复正常。另方中连翘、板蓝根辛凉透邪清热；牛蒡子、桔梗宣肺利咽；知母、川贝母、天竺黄清热化痰止咳；法半夏、茯苓燥湿化痰。

【用法】 水煎分次温服，每日1剂。

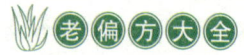

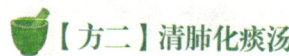 【方二】清肺化痰汤

【出处】流传民间

【组成】金银花12克，连翘12克，薄荷6克（后下），荆芥6克，杏仁
10克，冬瓜仁12克，生苡仁12克，桃仁6克，黄芩10克，浙
贝母10克，芦根20克。

【功效】清热化痰。

【主治】肺炎。

【方解】金银花、连翘清热解毒；杏仁、冬瓜仁、生苡仁、桃仁、浙贝
母、芦根、黄芩清化痰热；薄荷疏风清热；荆芥辛温解表。

【用法】先将药物用水浸泡30分钟，再在火上煎30分钟，每剂煎2次，
将2次煎出之药液混合。每日1剂，早晚分服。

【按语】加减若热甚加石膏；口渴加花粉；气喘加桑皮；便秘加大黄；
痰稠加金荞麦。

【方三】贝龙银黄汤

【出处】《甘肃中医》

【组成】金银花30克，连翘10克，知母10克，浙贝母10克，地龙10克，
甘草10克，黄连5克。

【功效】宣肺平喘、清热化痰。

【主治】支气管肺炎。症见壮热烦渴，喉鸣痰涌，咳嗽喘憋，甚则鼻翼
煽动，颜面口唇发绀。

【方解】支气管肺炎属于中医"肺炎喘嗽"，肺气郁闭是其主要病理机
制，痰热是其主要病理产物。方中金银花、连翘辛凉透表，清
热解毒，重用金银花，意在清热解毒，抑制细菌、病毒。黄连
清热燥湿，泻火解毒，药理实验证实其对多种细菌和各型流感
病毒均有一定抑制作用，特别是组成复方后抗菌效力明显提

高。知母清热滋阴；浙贝母、地龙、甘草化热痰利咽喉，其中地龙解毒力强，并有显著舒张支气管平滑肌和镇静抗惊厥的作用，对肺炎喘嗽欲内陷厥阴之变证有防微杜渐的作用。方中金银花、连翘、知母、黄连是针对"热"字而设，浙贝母、地龙、甘草是针对"痰"字而用，诸药化瘀清热，功效颇佳。

【用法】水煎分次温服，每日1剂。

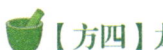【方四】龙虎汤

【出处】《中国中医药信息杂志》

【组成】麻黄5克，生石膏10～15克，知母10～15克，杏仁10克，地龙10克，甘草15克。

【功效】清热解毒，止咳祛痰。

【主治】支气管肺炎。

【方解】龙虎汤为麻杏石甘汤、白虎汤加地龙而成，其中生石膏、知母对细菌、病毒、支原体等有广谱治疗作用；杏仁、甘草祛痰止咳；麻黄、地龙、甘草具有抗过敏、解痉定喘作用。诸药配伍，既有清热解毒抗感染，又有止咳祛痰定喘，标本兼治的综合功效。

【用法】水煎分次温服，每日1剂。

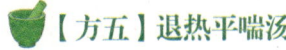【方五】退热平喘汤

【出处】流传民间

【组成】麻黄6～15克（先煎），生石膏30～90克（先煎），芦根30～60克（先煎），杏仁10～15克，金银花15～30克，连翘15～30克，黄芩15～30克，生苡仁30～60克，前胡10～15克，苏叶

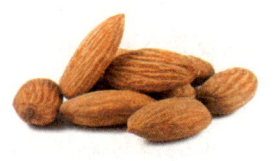

杏仁

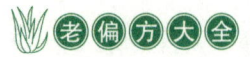

10～15克，蝉蜕6～9克，柴胡15～30克，甘草6～10克。

【功效】清泄肺热，宣肺平喘。

【主治】大叶性肺炎。

【方解】麻黄、生石膏、杏仁宗麻杏石甘汤之意，宣肺泄热；金银花、连翘清热解毒；黄芩、生苡仁、前胡清热化痰；芦根润肺生津；苏叶辛温解表；蝉蜕清火利咽；柴胡引药上行，解肌退热。

【用法】先煎生石膏、麻黄、芦根30分钟，同时将余药浸泡30分钟后，合一起再煎30分钟，每剂煎2次，滤取药汁300毫升。每日1剂，分3次温服；病重者，每日2剂，分4～6次温服。

【按语】便秘加大黄；恶心呕吐加竹茹、半夏；高热昏谵加安宫牛黄丸；高热抽搐加羚羊角、钩藤、白芍，药后取微汗，无汗加重药量，汗多则下次减量，热退则麻、杏、苏、柴等当随之而减。辛温之品不可多服，以免汗多伤津，反助里热。

四、支气管哮喘

本病是在支气管高反应状态下由变应原或其他因素引起的气道广泛狭窄的疾病，其临床特点为间歇发作，往往经治疗或自行缓解。属于中医学的"哮证"范畴。主要由于中小型支气管平滑肌痉挛、黏膜充血，水肿，管腔内黏稠分泌物增多，使管腔狭窄，空气进出不畅，而表现为阵发性带有哮鸣音的呼吸困难。本病好发于冬秋季节，并常反复发作，不少病人自幼年即得病，延续多年，屡发不愈。目前认为哮喘发作的原因如下。

①机体对某些动物、尘埃、食物，花草、药物等过敏而发生。即祖国医学认为平素肺肾阴虚所致。

②大部分病人是由于呼吸系统的感染而诱发哮喘，可因受寒、热气候变化、情绪波动而诱发，即祖国医学所指肺有伏痰。

【方一】复方石英冲剂

【出处】《上海中医药杂志》

【组成】蚤休15克，旋覆梗15克，麻黄9克，紫石英30克，白石英30克，皂荚3克，生甘草8克。

【功效】温肺平喘。

【主治】哮喘，对寒喘型及过敏型疗效显著。

【方解】麻黄、紫石英、白石英、皂荚温肺平喘，温化寒痰；蚤休、旋覆梗解毒降逆。

【用法】将上药浓煎成膏后和入珍珠层粉3克，制成冲剂，分成4包。1日服2～3次，每次1包，哮喘发作时加服1包，连服2周为1个疗程。

【方二】龙胆截喘方

【出处】《中西医结合杂志》

【组成】地龙20克，胆南星15克，北杏仁15克，桔梗15克，防风15克，栝楼10克，枇杷叶12克，川贝12克，甘草8克。

【功效】清热化痰，止咳平喘。

【主治】哮喘。

【方解】胆南星、栝楼、枇杷叶清热化痰；地龙、北杏仁、桔梗、川贝止咳平喘；防风以辛温稍制其寒凉。

【用法】每日1剂，水煎1次服。

【按语】寒痰加款冬花12克、细辛10克；气喘重加葶苈子15克、苏子15克；热痰加连翘15克、制南星15克。

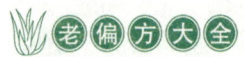

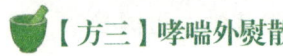【方三】哮喘外熨散

【出处】《广西中医药》

【组成】白芥子40克，紫苏子40克，莱菔子40克，生姜5片，食盐250克。

【功效】温肺化痰平喘。

【主治】小儿顽固性咳喘。

【方解】白芥子、紫苏子、莱菔子、生姜性辛温，善散寒痰、顽痰。

【用法】将上药焙干，混合并共研细末，炒热至50℃左右，装入薄纱布袋，扎紧袋口，在患儿背部两侧肺区及腋下来回熨烫，30～40分钟/次，每日2～3次。1剂药可连续使用2日。每次治疗前，药末必须经过再加热。

【方四】仙百合剂

【出处】经验方

【组成】仙茅10克，百部15克，百合15克，生黄芪15克，北沙参15克，麻黄5克，杏仁10克，桂枝10克，炒赤白芍各10克，白芥子10克，紫苏子10克，化橘红10克，枇杷叶15克，鱼腥草15克，制僵蚕12克，生军（后下）2克，六一散5克。

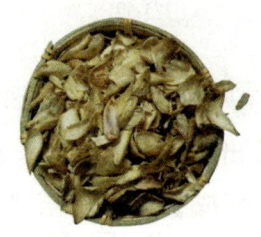

百合

【功效】润肺化痰，益气平喘。

【主治】哮喘。

【方解】仙茅、生黄芪补肾益气；百部、百合、北沙参、化橘红、枇杷叶润肺化痰；麻黄、杏仁、紫苏子宣肺平喘；桂枝、白芥子辛温散寒；炒赤白芍、鱼腥草、制僵蚕、生军、六一散清热解毒。全方寒热并用，清补兼顾，使散不伤正，清润结合。

【用法】哮喘发作期每日1剂，每剂煎2次，喘缓解后巩固疗效或于好发季节作预防发作治疗。

五、慢性胃炎

慢性胃炎是指不同病因引起的胃黏膜的慢性炎症或萎缩性病变，可分为慢性浅表性胃炎和慢性萎缩性胃炎。发病原因尚未完全阐明，一般认为与周围环境的有害因素及易感体质有关，如长期饮浓茶、烈酒、咖啡，食过热、过冷、过于粗糙的食物；长期大量服用非甾体类消炎药、吸烟；细菌尤其是幽门螺杆菌（HP）感染；免疫因素；继发于其他疾病等。慢性胃炎缺乏特异性症状，大多数病人常无症状或有程度不同的消化不良症状，如上腹隐痛、食欲减退、餐后饱胀、反酸等。萎缩性胃炎患者可有贫血、消瘦、舌炎、腹泻、出血等。

该病属中医学"胃痛""胃痞"等范畴。其病位在胃，与肝、脾、肾等脏腑有关。本病病因繁多，饮食所伤、情志不遂、脾胃素虚、失治误治等皆可引发。

【方一】平胃散

【出处】《太平惠民和剂局方》

【组成】苍术15克，厚朴9克，陈皮9克，甘草4克，生姜3片，大枣2枚。

【功效】燥湿运脾，行气和胃。

【主治】慢性胃炎。症见脘腹胀满，不思饮食，恶心呕吐，嗳气吞酸或口苦无味，肢体倦怠，胸闷气短，大便溏薄，舌淡胖，苔白腻而厚者。

【方解】苍术除湿运脾；厚朴行气化湿，消胀除满；陈皮理气和胃，芳香醒脾；甘草甘缓和中，调和诸药；加姜枣，其调和脾胃之功

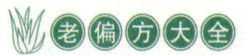

亦佳。诸药相合，使湿浊得化，气机调畅，脾气健运，胃得和降，则诸症自除。

【药理】苍术、厚朴可调整胃肠运动。陈皮挥发油对胃肠道有温和的刺激作用，能促进消化液分泌和排除肠内积气。生姜可止吐，促进胃液分泌，松弛肠平滑肌。甘草对胃平滑肌有解痉作用。

【用法】水煎服，每日1剂。

【方二】楂梅益胃汤

【出处】《江西中医药》

【组成】沙参30克，麦冬、玉竹、生地黄、木瓜各10克，山楂、山药各15克，石斛、乌梅、白芍各12克，甘草6克。

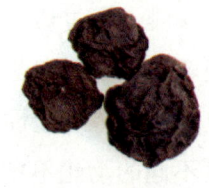

乌梅

【功效】养阴益胃。

【主治】慢性胃炎。症见胃脘嘈杂，似饥非饥，似痛非痛，口干舌燥，少苔、无苔或花剥苔。证属脾阴不足、胃土燥热型者。

【方解】方中用乌梅、山楂、木瓜、白芍之类以酸甘化阴，配沙参、麦冬、玉竹、生地黄、石斛等养阴益胃，伍山药健脾和胃，甘草调和诸药。

【药理】沙参、麦冬、生地黄具有增强免疫，调节免疫平衡的功能。木瓜似有缓和胃肠肌痉挛的作用。山楂促进消化，对胃肠功能具有一定的调节作用。乌梅煎剂能促进胆汁分泌，增强机体免疫功能。白芍与甘草合用，可解除胃肠平滑肌痉挛、镇痛。

【用法】水煎服，每日1剂。

【方三】温阳健胃汤（张继泽经验方）

【出处】《中华名医名方薪传·胃肠病》

【**组成**】潞党参15克，炒白术10克，白芍10克，炒枳壳10克，高良姜5克，陈皮6克，法半夏10克，桂枝3克，木香5克，炙甘草3克。

【**功效**】温运脾阳，健胃和中。

【**主治**】萎缩性胃炎，伴灶性肠腺化生。症见胃脘隐痛，胃胀嗳气，大便或干或烂，脉细，舌苔薄白。辨证为中虚气滞者。

【**方解**】方中党参、白术益气补中，桂枝温经通阳，白芍缓急止痛，良姜温中祛寒，木香行气止痛，陈皮、半夏理气化痰降逆，枳壳破气宽中，甘草调和诸药，共奏温运脾阳，健胃和中之效。

【**药理**】党参具有保护胃黏膜功能。炒枳壳水煎液能明显促进小鼠胃肠蠕动。高良姜低浓度水煎剂对离体肠管有兴奋作用。陈皮挥发油对胃肠道有温和的刺激作用，能促进消化液分泌和排除肠内积气。木香能调整胃肠运动，促进胃的排空。

【**用法**】水煎服，每日1剂，分2次服。

【方四】补中消痞汤（李寿山方）

【**出处**】《名医方证真传》

【**组成**】黄芪15克，党参15克，白术15克，枳实10克，桂枝10克，炒白芍15克，丹参15克，炙甘草10克，生姜10克，大枣5枚。

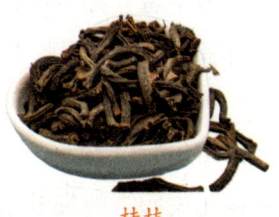

桂枝

【**功效**】益气温中，导滞消痞。

【**主治**】本方适用于脾胃虚弱、气滞偏寒、升降失调之胃痞证（萎缩性胃炎、浅表性胃炎）。

【**方解**】方中黄芪、党参、白术、桂枝益气健脾温阳；枳实破气除痞；丹参活血化瘀；白芍、甘草缓急止痛；姜枣调和脾胃。

【**药理**】黄芪提高机体免疫力。党参抑制溃疡形成，保护胃黏膜。丹参、桂枝改善血液循环。枳实对胃肠平滑肌有兴奋作用。白芍

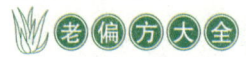

与甘草合用，可解除胃肠平滑肌痉挛、镇痛。生姜可止吐，促进胃液分泌，松弛肠平滑肌。

【用法】水煎服，每日1剂，早晚分服，饭前或饭后2小时温服。

【按语】对噫气、矢气不畅加佛手；脘中隐痛明显者加元胡、香橼皮；胸腹拘急、气逆咽哽者加香附、苏梗；胁背胀痛加广木香、郁金；食少难消加鸡内金、炒谷麦芽；大便溏泻加茯苓；大便秘结加肉苁蓉；贫血、头眩加当归、枸杞子。

六、急性胃肠炎

急性胃肠炎是胃肠黏膜的急性炎症，由于饮食不当，食入过多生冷不易消化、刺激性食物，或摄入被细菌、毒素污染的食物所致。此病好发于夏秋季节，起病急，临床表现以恶心、呕吐、腹痛、腹泻、发热为主，严重者可出现脱水、休克等。可分为三型：以胃痛、恶心呕吐为主者，称急性胃炎；以腹痛、腹泻为主者，称急性肠炎；二者兼有者，称急性胃肠炎。

本病属中医学"呕吐""胃脘痛""泄泻""腹痛""霍乱"等范畴。多由中焦元气素亏，外感风寒暑湿之邪；或饮食不洁，损伤脾胃，以致运化失职，脾失健运，胃失和降，浊阴内阻，清浊相干，乱于胃肠而成。临床本着"急则治其标"的原则，突出止呕、止泻、止痛，然后针对病因采用散寒、理气、清热、消食、活血、祛湿、收涩、健脾、疏肝、和胃等方法，调畅胃肠气机，使邪去正安。

【方一】半夏泻心汤加味

【出处】《光明中医》

【组成】姜半夏12克，黄连9克，黄芩9克，党参12克，广木香12克，厚朴12克，白芍15克，干姜6克，苍术12克，车前子（包煎）15克，炙甘草6克，大枣5枚。

【**功效**】寒热平调，散结除痞。

【**主治**】急性胃肠炎，症见胃脘不适或痞满，恶心、呕吐，肠鸣绞痛，腹泻黄色水样便或带黏液，或有发热，舌质偏红，舌苔多腻。

【**方解**】半夏泻心汤中半夏为君，辛苦入胃，以和胃消痞，降逆止呕；辅以干姜辛温散寒，增强其辛开散结之功；黄连、黄芩苦寒泻热，增强其苦降除逆之力；佐以参、草、枣补脾益气以和中。同时在原方基础上酌加白芍以缓急止痛；广木香行肠胃滞气；厚朴除胃满积滞；苍术燥湿，以除脾湿，升清阳；车前子以利小便实大便。全方寒热、辛苦、补泻同施，而使胃气得和，升降复常，则痞满吐利诸症自消。

【**药理**】姜半夏可抑制呕吐中枢而止呕。黄芩、黄连有较强的体外抗菌作用，能抑制葡萄球菌、痢疾杆菌等；黄连小檗碱对霍乱毒素或致病性大肠杆菌引起的分泌性腹泻具有良好的疗效。苍术挥发油可抑制胃肠平滑肌运动。干姜具有解痉镇痛、抗炎止泻作用。

【**用法**】每日1剂，水煎2次，分2次服，3日为1个疗程。服药时应以少量多次为原则，以免药汁入胃即吐。对个别恶心呕吐严重者，服药前应先服生姜汁半勺，以开胃止呕。

【方二】三仁汤加味

【**出处**】《实用中医内科杂志》

【**组成**】杏仁10克，白蔻仁10克，薏苡仁30克，滑石15克，竹叶10克，厚朴15克，通草15克，制半夏10克，木瓜15克，石苇20克，白芍15克，神曲20克，焦楂15克，甘草5克。

【**功效**】清利湿热，消食化积。

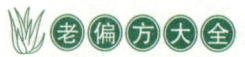

【**主治**】急性胃肠炎，属湿重于热者。

【**方解**】方中杏仁宣利肺气，气化则湿亦化；白蔻仁芳香化湿，行气宽中；薏苡仁利湿清热健脾；滑石、通草、竹叶淡渗利湿；半夏、厚朴行气化湿，散结除痞；神曲、焦楂消食化积；白芍、甘草缓急止痛。

【**药理**】白蔻仁能促进胃液分泌，增进胃肠蠕动，制止肠内异常发酵，祛除胃肠积气，故有良好的芳香健胃作用，并能止呕。木瓜似有缓和胃肠肌痉挛的作用。石苇煎剂对金黄色葡萄球菌、大肠杆菌、变形杆菌等均有不同程度的抑制作用。芍药、甘草合用可解除胃肠平滑肌痉挛、镇痛。

【**用法**】水煎服，每日1剂，每剂煎3次，共得药汁600毫升，分3次服用，对于呕吐频繁的患者可随时饮用。

【方三】神术散

【**出处**】《中华实用中西医杂志》

【**组成**】藿香6～10克，砂仁（后下）2克，川朴3克，陈皮3克，苍术6～10克，甘草2克。

【**功效**】运脾止泻，和胃止呕。

【**主治**】小儿急性胃肠炎。

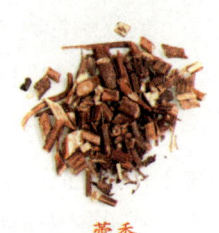

藿香

【**方解**】方中藿香外散表邪，内化湿浊，与砂仁相配，既能理气和中，又能辟秽止呕；苍术、川朴燥湿运脾，宽胀除满；陈皮理气行滞；甘草增脾强胃，调和诸药。

【**药理**】藿香挥发油能促进胃液分泌，增强消化力，对胃肠有解痉作用，还可收敛止泻。砂仁挥发油、陈皮挥发油能促进胃液分泌，可排除消化道积气，故能行气消胀。苍术挥发油可抑制胃肠平滑肌运动。

【**用法**】每日1剂，每次服80～120毫升，分3～4次服完，2天为1个疗程。

【**按语**】湿热重者加葛根、黄芩、川连；寒湿重者加干姜；泄泻次多者加薏苡仁、车前子；呕吐较剧者加姜半夏、伏龙肝；腹胀明显者加神曲；大便镜检有红、白细胞者加白头翁、地锦草。

【方四】葛根芩连汤

【**出处**】《伤寒论》

【**组成**】葛根15克，甘草6克，黄芩9克，黄连9克。

【**功效**】解表清里。

【**主治**】急性胃肠炎，属表证未解，里热甚者。症见身热汗出，泻下急迫，气味臭秽，肛门灼热，胸脘烦热，口渴，舌红苔黄，脉数或促。

【**方解**】方中重用葛根，既能解表退热，又能升发脾胃清阳之气而止下利，为君药；臣以黄芩、黄连清热燥湿，厚肠止利；使以甘草甘缓和中，调和诸药。

【**药理**】葛根芩连汤对内毒素所致的发热家兔有显著的解热作用；对福氏痢疾杆菌、伤寒杆菌、金黄色葡萄球菌、人轮状病毒等有抑制作用；对内毒素所致小鼠腹泻有抑制作用；能促进小鼠胃排空；使家兔离体肠肌松弛，并能对抗乙酰胆碱对肠管的兴奋作用。

【**用法**】水煎服，每日1剂，早晚分服。

七、高血压病

　　高血压病是最常见的心血管疾病之一，又称原发性高血压。临床表现为原因不明的体循环动脉血压持续增高，伴有不同程度的脑、心、

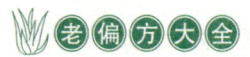

肾等脏器病变。高血压病的病因迄今未明。研究提示，高血压病与遗传、食盐摄入过高、高度集中及精神紧张的职业、缺少体力活动、肥胖、吸烟、大量饮酒、某些营养成分缺乏等有关。近来发现，较多高血压患者有胰岛素抵抗和高胰岛素血症。

高血压病在中医学中多见于"眩晕""头痛"等病中。由于饮食劳倦、情志内伤、先天不足、后天失养、年老体衰而致肝肾阴阳失调，心脾冲任虚损，气血逆乱，风火内生，痰瘀互阻而发病。病初以邪实或本虚标实为主，晚期以虚证为主。治疗方法有：清肝泻火、温补脾肾、化痰祛湿、活血化瘀、滋水清心、补肾泻火等。

【方一】半夏白术天麻汤

【**出处**】《医学心悟》

【**组成**】半夏9克，天麻、茯苓、橘红各6克，白术15克，甘草3克，生姜1片，大枣2枚。

【**功效**】燥湿化痰，平肝息风。

【**主治**】高血压病，属痰浊上蒙者。症见头重如蒙，胸闷作恶，呕吐痰涎，苔白腻，脉弦滑。

【**方解**】方中以半夏燥湿化痰，降逆止呕；天麻平肝息风，而止头眩；白术健脾燥湿；茯苓健脾渗湿，与白术相伍，尤能治生痰之本；橘红理气化痰，以使气顺则痰消；甘草调药和中；姜枣调和脾胃。诸药合用，共奏化痰息风之效。

【**药理**】天麻、天麻素及其苷元能降低外周阻力，有降压作用。白术水煎剂和流浸膏灌胃或静脉注射对大鼠、家兔、犬有明显而持久的利尿作用。茯苓素具有和醛固酮及其拮抗剂相似的结构，可调节机体水盐代谢。

【**用法**】水煎服。

【方二】补肾方

【出处】《中国医药学报》

【组成】桑寄生15～30克，黄芪15～30克，泽泻15～24克，淫羊藿15～24克，杜仲12～18克，水蛭6～15克，益母草9～18克。

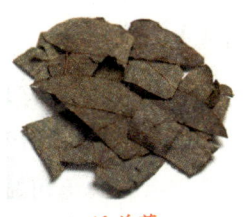

淫羊藿

【功效】补益肝肾，活血利水。

【主治】老年人高血压病。症见头晕或头昏、头痛、耳鸣或耳聋、记忆力减退、腰膝酸软、尿后余沥或失禁、神疲乏力、少气懒言、夜尿频多、心悸失眠、便秘、自汗畏寒肢冷、舌质淡或瘀点瘀斑、脉沉细或涩。

【方解】桑寄生、淫羊藿、杜仲补益肝肾；黄芪补气利水；泽泻淡渗利湿；水蛭、益母草活血利水。

【药理】泽泻、杜仲、桑寄生具有利尿、降血压作用。黄芪、淫羊藿扩张外周血管，降低外周阻力而降压。水蛭有明显的溶栓、降血脂、降血黏度、改善微循环、加速毛细血管血流速度的作用，而使血压下降。

【用法】水煎服，每日1剂，分早晚2次服。

【方三】参七楂蒲汤

【出处】《安徽中医临床杂志》

【组成】丹参30克，三七10克，天麻15克，石菖蒲10克，生山楂30克，钩藤10克，水蛭10克。

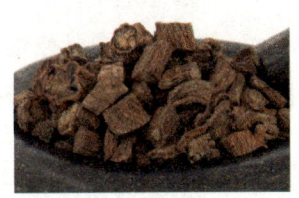

丹参

【功效】活血化痰，平肝息风。

【主治】原发性高血压。

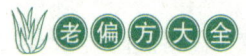
【方解】方中丹参、三七、水蛭活血化瘀；天麻、钩藤平肝息风；石菖蒲化痰和胃；生山楂消食散瘀。全方活血化痰，平肝息风。

【药理】方中丹参、三七有很好的扩张血管、改善血液循环的作用；山楂可降低血清胆固醇、甘油三酯与脂蛋白；石菖蒲能兴奋脊神经，降血脂作用显著，挥发油对中枢神经系统有镇静、解痉作用；钩藤可降低大脑皮质兴奋性，扩张周围血管，使血压下降，提高其耐缺氧能力，对完全性脑缺血模型动物有明显的保护作用，并有降血脂作用；水蛭含有水蛭素、肝素、抗血栓素等，有明显的溶栓、降血脂、降血黏度、改善微循环、加速毛细血管血流速度的作用，使血流通畅，毛细血管开放增多，而使血压下降。

【用法】水煎服，每日1剂，早晚饭后半小时温服。

【方四】天麻钩藤饮

【出处】《杂病证治新义》

【组成】天麻9克，钩藤12克（后下），石决明18克（先煎），栀子、黄芩各9克，川牛膝12克，杜仲、益母草、桑寄生、夜交藤、朱茯神各9克。

【功效】平肝潜阳，滋养肝肾。

【主治】高血压病，属肝阳上亢者。症见眩晕耳鸣，头痛且胀，遇劳、恼怒加重，肢麻震颤，失眠多梦，腰膝酸软，或颜面潮红，舌红苔黄，脉弦细数。

【方解】方中天麻、钩藤平肝息风；石决明平肝潜阳，清热明目，与天麻、钩藤合用，加强平肝息风之力；川牛膝引血下行；栀子、黄芩清热泻火，使肝经之热不致上扰；益母草活血利水；杜仲、桑寄生补益肝肾；夜交藤、朱茯神安神定志。

【药理】动物实验表明：天麻钩藤饮可调节中枢神经系统；对肾性、原发性、神经元性高血压犬均有明显的降压作用；同时具有抗血小板凝集，改善脑循环，抑制肝、心、脑、肾组织过氧化脂质生成的作用。

【用法】水煎服。

八、高脂血症

由于脂肪代谢或运转异常使血浆中一种或多种脂质高于正常称为高脂血症，表现为高胆固醇血症、高甘油三酯血症或两者兼有。脂质不溶或微溶于水，必须与蛋白质结合以脂蛋白形式存在，因此，高脂血症常为高脂蛋白血症的反映。临床上分为2类：①原发性，属遗传性脂代谢紊乱疾病；②继发性，常见于控制不良的糖尿病、饮酒、甲状腺功能减退症、肾病综合征、透析、肾移植、胆道阻塞、口服避孕药等。长期高脂血症易导致动脉硬化加速，尤其是引发和加剧冠心病及脑血管疾病等。

高脂血症属中医的"痰证""肥胖""瘀血"等范畴。中医学认为本病为饮食偏嗜，脾胃失调；情志内伤，肝胆不利；年老体衰，肾元亏虚；生活安逸，多静少动等，最终导致膏脂停聚，痰浊瘀血内盛。其病机总属正虚邪实之证。正虚即脏腑气血虚衰，其重点在肝、脾、肾；邪实主要为痰浊、湿浊和瘀血。因此，治疗上多以扶正与祛邪并用。通过扶正，调整脏腑气血功能，以祛除过多的膏脂。

【方一】补肾化湿汤

【出处】《山东中医杂志》

【组成】何首乌12克，菟丝子12克，陈皮6克，茯苓10克，白术10克，决明子15克，莱菔子10克，生山楂10克，泽泻15克，甘草6克。

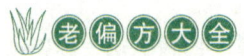

【功效】温补脾肾，化湿通络。

【主治】高脂血症。

【方解】方中何首乌、菟丝子补肾益精，共为君药；茯苓、白术、陈皮、泽泻健脾化湿，山楂、莱菔子消食导滞，同为臣药；决明子养阴柔肝而轻泻，为佐使之药。诸药配合，共奏降脂之功。

【药理】现代药理研究证实，首乌能减少肠道总胆固醇的吸收，阻止总胆固醇在肝内沉积，缓解动脉粥样硬化的形成；山楂能抑制总胆固醇的合成；泽泻有干扰总胆固醇的吸收、分解或排泄作用。

【用法】每日1剂，水煎取汁300毫升，分2次口服，60天为1个疗程。

【方二】化痰祛瘀降脂方

【出处】《中国社区医师》

【组成】陈皮20克，法半夏15克，黄连8克，茯苓25克，枳实15克，白术10克，山楂10克，广木香10克，丹参30克，红花10克，水蛭8克。

【功效】健脾化痰，活血化瘀。

【主治】高脂血症，属痰瘀互结者。症见眩晕、头重、胸闷、心慌、气短乏力，或腹胀、纳呆、口中黏腻或呕恶，舌质红有瘀斑，苔黄腻，脉弦或弦滑。

【方解】方以陈皮、法半夏、茯苓、白术燥湿化痰；黄连清化痰热；山楂健脾消食。上述药物合用，具有健脾消食、燥湿化痰之功，以恢复脾之运化与转输功能，除"膏脂"形成之始动因素。复以广木香行气，丹参、红花、水蛭活血化瘀。全方合用，共奏清热化痰、燥湿健脾、行气活血之功。

【药理】半夏明显降低总胆固醇和低密度脂蛋白胆固醇，对高脂血症有一定的治疗作用。山楂中的总黄酮可降低总胆固醇。红花具有调整脂质代谢紊乱的作用，并可对血液中的高凝固有明显的抑制作用。水蛭可降低食饵性高脂血症家兔的血清总胆固醇和甘油三酯，降低实验性高脂血症小鼠的血清胆固醇含量。

【**用法**】水煎至300毫升，每日3次，每次口服100毫升，连服4周为1个疗程。

【方三】清肝泻浊汤

【**出处**】《医药论坛杂志》

【**组成**】生决明子30克，菊花10克，红花15克，何首乌20克，党参25克，茯苓、陈皮、海藻各15克，丹参20克，山楂20克，白术、泽泻各15克，甘草6克。

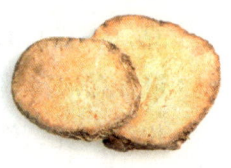

泽泻

【**功效**】清肝泻浊，清痰祛瘀。

【**主治**】高脂血症，肝郁湿热、痰瘀互结者。

【**方解**】方用生决明子利五脏，除肝经湿热，通便利浊、化瘀；菊花清肝泄热共为君药；四君子汤健脾利湿，陈皮燥湿化痰，何首乌补肝清肝，三者共为臣药；海藻软坚散结，山楂健脾活血化瘀，丹参活血化瘀解毒，泽泻利水降浊，甘草调和诸药共为佐使。诸药合用，共起清肝泻浊、祛痰化瘀之效。

【**药理**】现代研究认为：决明子能显著降低血浆胆固醇和甘油三酯的含量，降血压，抑制血小板聚集。菊花可调节脂代谢。首乌通过促进肠蠕动增加总胆固醇的排泄而减少其吸收。泽泻通过干扰胆固醇的代谢，降低总胆固醇及升高高密度脂蛋白，有阻止脂类在血清内滞留或渗透到血管内壁的功能，并促进胆固醇的运输和清除。山楂中的总黄酮，可降低总胆固醇。海藻可降脂并改善血液高凝状态。丹参对纤维蛋白有溶解作用。红花具有调

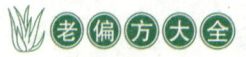

整脂质代谢紊乱的作用，并可对血液中的高凝固有明显的抑制作用。

【用法】每剂水煎取汁400毫升，每次服200毫升，每日2次，30天为1个疗程，连服2个疗程。

【方四】通冠降脂汤（李辅仁）

【出处】《名义方证真传》

【组成】生黄芪20克，丹参20克，炒白术15克，生首乌15克，生山楂15克，荷叶5克，泽泻15克，枸杞子10克，川芎10克，红花5克，草决明30克。

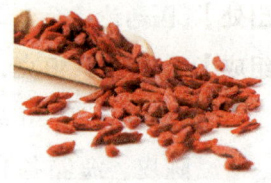

枸杞

【功效】益气通痹，活血化瘀。

【主治】高脂血症、冠心病。症见胸闷、气短、腹胀、心烦、四肢作胀、腰腿酸痛等。

【方解】方以生黄芪、枸杞子、丹参、川芎、红花益气补肾，活血化瘀；生首乌、草决明、泽泻、荷叶、山楂、炒白术健脾降脂。全方能使血脉通畅，脾气健运，肾气充足，达到标本同治的疗效。

【药理】丹参降血脂，抗动脉粥样硬化。首乌能减少肠道总胆固醇的吸收，阻止总胆固醇在肝内沉积，缓解动脉粥样硬化的形成。山楂通过抑制胆固醇的合成而发挥降血脂作用。泽泻通过干扰外源性胆固醇的吸收、酯化和影响内源性胆固醇的代谢降低胆固醇。枸杞可降低大鼠血中胆固醇，对家兔实验性动脉粥样硬化形成有抑制趋势，能抑制脂质过氧化。

【用法】水煎服。

九、肝硬化

　　肝硬化是常见的慢性肝病，由各种病因长期损害肝脏，引起肝脏慢性、进行性、弥漫性纤维化病变。其以肝组织弥漫性纤维化、假小叶和再生结节形成为特征。临床上分为肝功能代偿期和失代偿期。代偿期症状轻，主要表现为乏力、食欲减退、腹胀不适、上腹隐痛、轻微腹泻、肝脾轻度肿大等。失代偿期症状显著，主要为肝功能减退和门静脉高压症两大类临床表现，可见脾大、腹水、肝脏硬、出血、贫血等。晚期常出现消化道出血、肝性脑病、继发感染等严重并发症。

　　肝硬化属中医的"积聚""鼓胀"等范畴，在代偿期多属"积聚"，失代偿期多属"鼓胀"。积聚的发生主要关系到肝、脾两脏；气滞、血瘀、痰结是形成积聚的主要病理变化。鼓胀的病机重点为肝脾肾三脏功能失调，气滞、瘀血、水饮互结于腹中。治疗时，根据疾病不同阶段，在辨别虚实的基础上，灵活采用攻法和补法，或以攻邪为主，或以扶正为主，或攻补兼施。

【方一】苍牛防己汤（方药中经验方）

【出处】《当代名老中医临证荟萃（第一册）》

【组成】 苍术、白术各30克，川牛膝、怀牛膝各30克，汉防己、大腹皮各30克。

【功效】 健脾疏肝，活血利水。

【主治】 肝硬化腹水。症见腹胀尿少，面色灰暗，下肢水肿，舌暗红、苔薄白，脉弦细数。

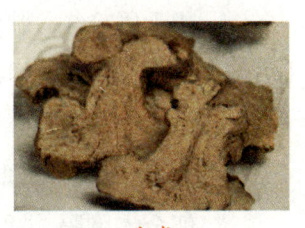

白术

【方解】 方以苍术、白术补脾燥湿治其本；以川牛膝、怀牛膝益血活血，缓肝疏肝以利补脾；以汉防己、大腹皮行水利尿以治其标。诸药合用，共奏健脾活血，行水之效。

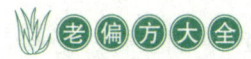

【药理】苍术保肝，对鼠肝细胞损害有显著的预防作用，对肝脏蛋白质合成亦有明显促进作用。白术有明显的利尿作用，故能消肿。牛膝增强免疫，加速肝脏蛋白质合成能力。防己具有抗肝纤维化作用，能抑制胶原蛋白合成，对成纤维细胞的增殖亦有抑制作用，还可维护肝细胞的稳定性。

【用法】水煎服，每日1剂，早晚分服。可连服2～3周。

【方二】活瘀消积汤（巴坤杰经验方）

【出处】《中华当代名医妙方精华》

【组成】荆三棱10克（炒），蓬莪术10克（炒），青皮10克（炒），枳壳10克（炒），柴胡8克，郁金10克，当归10克，赤芍12克，鳖甲15克（醋制），牡蛎20克（生用先煎）。

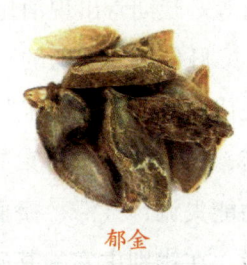

郁金

【功效】养血活瘀，疏肝止痛，软化肝脾。

【主治】多种病因引起的肝硬化。症见脘腹胀满，两胁胀痛，腹大青筋，或有少量腹水，面色黧黑，或见蜘蛛痣、肝掌，唇青舌瘀或舌质暗红，脉细涩。

【方解】方中三棱、莪术破血祛瘀，行气止痛为君。当归祛瘀血，养新血；赤芍泻火降气，行血散瘀，合为养血泻肝，以辅主药治瘀之效。青皮疏理肝气，散结消滞；柴胡疏解肝郁，条达气机；郁金入胸膈，活血行气；枳壳走脘腹，宽中疏胀；四药为佐，体现气血相依，气行血行理论。鳖甲以柴胡引之，去胁下硬；牡蛎主心腹癥瘕坚积；二药取其咸能软坚散结，佐助软化肝脾。

【药理】活血化瘀药物可改善肝内微循环，抑制肝纤维增生，防止肝硬化的发生、发展。柴胡保护肝细胞，使胶原蛋白总量及Ⅰ、

Ⅲ、Ⅳ型胶原和纤维粘连蛋白含量及其合成受到抑制，并有利胆作用。郁金可抑制肝损伤大鼠的肝脏炎症反应，促进肝细胞损伤修复，降低血清谷丙转氨酶，提高血浆总蛋白含量。

【用法】水煎服，每日1剂，分2次服。

【方三】软肝缩脾方（赵绍琴经验方）

【出处】《中华当代名医妙方精华》

【组成】柴胡6克，黄芩10克，蝉衣6克，白僵蚕10克，片姜黄6克，水红花子10克，炙鳖甲20克，生牡蛎20克，生大黄1克，焦三仙各10克。

【功效】行气开郁，活血化瘀，软肝缩脾。

【主治】早期肝硬化，肝硬、脾大。

【方解】方中用升降散开通内外，平调升降，燮理气血。柴胡疏达肝胆之经气，解除肝气之郁结；黄芩苦寒，善清阳郁热，并清因诸郁而蕴生内热；水红花子除血滞、化水湿；焦三仙化积滞以疏导胃肠；炙鳖甲、牡蛎咸寒软坚以散瘀结。诸药合用，针对肝硬化早期多以肝硬、脾大为主要表现的病症，可收到行气开郁，活血化瘀，软肝缩脾之功。

【药理】黄芩具有利胆、保肝作用，可显著抑制实验动物血清谷草、谷丙转氨酶。炙鳖甲能抑制肝脾结缔组织增生，提高血浆白蛋白水平。大黄抑制血小板聚集，改善微循环；并具有保肝作用，可使急性肝损伤大鼠肝细胞肿胀、变性及坏死明显减轻，促进肝细胞再生；还可利胆退黄。

【用法】水煎服，每日1剂。

【方四】丹金强肝散（杜雨茂经验方）

【出处】《中国名医名方》

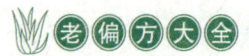

【组成】丹参30克，郁金15克，三七12克，鸡内金15克，党参24克，茯苓30克，青黛12克。

【功效】清热活血，健脾益气。

【主治】早期肝硬化，属于正气方虚，湿热毒邪留恋及气血凝滞者。症见面色黧黑微黄似熏，唇紫，面肢轻度浮肿，右胁下隐痛不舒，腹胀不思食，小便黄而不利，脉细弦，舌淡红不鲜，苔白。

【方解】丹参活血养血，善消积聚，解毒止痛；郁金辛苦且凉，既能凉血破瘀，又可行气解郁，清热止痛；三七化瘀生新，止血止痛；青黛清热解毒，凉血泻肝；此四味药俱可入肝，使气行瘀散，热清毒解，痛消而正安，为本方之主药。党参、茯苓、鸡内金甘平而淡，益气健脾，消利湿热，消积开胃，以之为佐，寓有见肝之病当先实脾之意。诸药合用，可使湿热、毒瘀俱祛，脾气健旺，化源充沛，肝复滋荣，以达肝强健脾之目的。

【药理】据近代药理研究，丹参、三七、青黛有抗菌及抗病毒作用，单味丹参又有消肝脾肿大之功。茯苓可促进实验性肝硬变动物肝脏胶原蛋白降解，使肝内纤维组织重吸收。

【用法】共为细粉，每日2~3次，每次服3克，开水冲服。

十、急性肾小球肾炎

急性肾小球肾炎（简称"急性肾炎"）是由免疫反应而引起的弥漫性肾小球毛细血管内增生性损害，多由链球菌感染或其他细菌、病毒及寄生虫感染后引起。好发于学龄儿童及青少年，男多于女。其特点为急性起病，患者出现血尿、蛋白尿、水肿和高血压，并可伴有一过性氮质血症。本病大多预后良好。

急性肾炎一般属于中医"水肿"（阳水）、"尿血"等范畴。其发病机制，多因感受外邪，肺失宣肃，不能通调水道，风遏水阻，溢于肌肤而发水肿；湿热蕴结膀胱、灼伤血络而发尿血；脾失健运、肾气不固而现蛋白尿。病位在肺、脾、肾，累及膀胱、三焦。治疗上根据辨证，分别采用宣肺利尿、凉血止血、清热解毒、健脾利湿、收涩固精等方法。

【方一】麻桂苏蝉白术汤

【出处】《河南中医》

【组成】麻黄、桂枝、苏叶各10克，蝉衣6克，白术30克，生姜3片。

【功效】解表利水。

【主治】急性肾小球肾炎，初起有风寒表证者。

【方解】方中麻黄发汗解表；桂枝调和营卫；配苏叶、蝉衣宣通气机；白术、生姜健脾利水。诸药合用，共奏"开鬼门，洁净府"，宣上达下之功。

【药理】麻黄扩张肾血管使肾血流增加，并阻碍肾小管对钠离子重吸收而发挥利尿作用。桂枝抗炎、抗过敏，且有一定的利尿作用。苏叶、蝉衣对于链球菌有抑制作用。白术水煎剂和流浸膏灌胃或静脉注射对大鼠、家兔、犬有明显而持久的利尿作用。

【用法】水煎温服，每日1剂，分2~4次服。

【方二】三仁汤加味

【出处】《中国中医急症》

【组成】杏仁15克，白豆蔻15克，薏苡仁20克，半夏15克，川朴15克，通草10克，滑石15克，竹叶20克，石苇30克，白茅根30克。

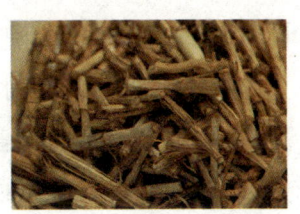

白茅根

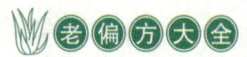

【功效】宣畅气机，湿热分消。

【主治】急性肾小球肾炎。

【方解】方中杏仁苦温，善开上焦，宣通肺气；白豆蔻芳香苦辛，能宣中焦；配半夏、川朴苦温除湿，恢复中焦升清降浊之职；薏苡仁甘淡，益脾渗湿，疏导下焦，配以通草、滑石、竹叶清利湿热；石苇甘苦性凉，清肺金以滋化源，通膀胱而利水道；白茅根味甘性寒，能透郁热，导热下行，清上通下，凉血止血。

【药理】现代药理证实，薏苡仁可增强体液免疫，促进抗体产生。石苇具有抗组织胺和利尿作用。白茅根可缓解肾小球血管痉挛、降低血管通透性，利尿、消蛋白。川朴煎剂对肺炎球菌、溶血性链球菌、痢疾杆菌、金黄色葡萄球菌等均有抑制作用。通草可增加尿中钾离子的排出量，从而发挥利尿作用。

【用法】水煎服，每日1剂。

【方三】枇杷叶煎

【出处】《河北中医》

【组成】枇杷叶15~30克，北杏仁、焦栀子皮、淡豆豉、通草各12~15克，茯苓皮20~30克，滑石25~30克，薏苡仁18~30克。

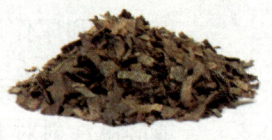

枇杷叶

【功效】肃肺化气，行水消肿。

【主治】小儿急性肾小球肾炎。

【方解】方中杏仁、枇杷叶辛开苦降，能使壅塞之肺气得以宣通，清肃之令行，三焦水道通畅无阻；栀子、豆豉能"宣其陈腐郁结"（王孟英语），清泄郁热，和中化浊；配茯苓、薏苡仁、滑石、通草等淡渗而性凉，使气化湿除，溺畅肿消。

【药理】药理研究表明，枇杷叶、栀子有抗菌消炎作用。通草可增加尿中钾离子的排出量而利尿。茯苓素具有和醛固酮及其拮抗剂相似的结构，调节机体水盐代谢。薏苡仁增强机体免疫力。

【用法】每日1剂，煎2次分服。

【方四】芪丹茅苓汤

【出处】《湖南中医药导报》

【组成】生黄芪10～30克，丹参10～20克，白茅根20～60克，土茯苓50～200克，益母草6～20克，麦芽20～40克，牛蒡子6～10克，白及6～15克，茜根6～10克，鱼腥草6～20克。

【功效】健脾利水，凉血活血，解毒。

【主治】急性肾小球肾炎。表证已除，唯留水肿、蛋白尿、血尿（多为镜下血尿）者。

【方解】方中生黄芪、土茯苓、麦芽健脾利水，合乎"其制在脾"之机理；丹参、白茅根、益母草、茜根为活血化瘀之品，伍以白及，活血止血而不留瘀，有利于血尿的消除；牛蒡子、鱼腥草有疏散风热、清热解毒之功，配伍于活血化瘀药之中，可预防毒瘀互结，以防疾病缠绵转为慢性。

【药理】据近年有关资料报道，生黄芪、土茯苓、鱼腥草、益母草、茜根有消蛋白尿之功用。白茅根能缓解肾小球血管痉挛，改善肾血流，使肾素产生减少，具有降压利尿、降低血管通透性作用，减少蛋白的排出。

【用法】水煎服，每日1剂。

【按语】本方重用土茯苓，源于任继学教授之经验。

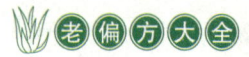

十一、风湿性关节炎

风湿性关节炎是风湿热的临床表现之一，多见于青少年。风湿热是一种与A族乙型溶血性链球菌感染有关的自身免疫性疾病，病变主要累及心脏、关节、皮下组织。风湿性关节炎呈游走性，受累关节常为大关节，尤其是膝、踝、肘和腕关节。典型表现为红、肿、热、痛、压痛和活动受限。炎症消退后，关节功能完全恢复而很少出现关节畸形。

本病属中医"痹证"范畴，系由先天不足或后天失养，致正气不足，卫外不固，风、寒、湿、热外邪侵袭人体，或壅滞于经，或郁塞于络，气血凝滞，脉络痹阻而成。治疗以祛邪为主，兼以扶正。

【方一】五桑四藤防己汤（魏长春）

【出处】《名医方证真传》

【组成】桑叶10克，桑白皮10克，桑枝15克，桑葚12克，桑寄生10克，钩藤10克，鸡血藤15克，忍冬藤15克，天仙藤15克，防己10克。

【功效】清热除湿，舒筋活络。

【主治】本方适用于风湿性关节炎，属阴虚血热或久服辛燥走窜之品致阴液亏虚者。症见风湿性痹痛，骨节酸楚，脉弦细，舌苔白滑。

【方解】本方以五桑为主，四藤及防己为辅。方中桑寄生补肾健腰；桑葚补肝肾、养气血；桑枝祛风湿、利关节；桑白皮清热利湿；桑叶疏风散热；鸡血藤活血养血，通痹止痛；忍冬藤清热祛风；钩藤平肝息风舒筋；天仙藤疏通气血、利湿蠲痹；防己治关节肿痛。10味合用，具挟正达邪，祛除风湿，舒筋活络，调和气血之功。

【**药理**】桑叶煎剂体外实验对金黄色葡萄球菌、乙型溶血性链球菌等多种致病菌有抑制作用。桑白皮有镇痛作用。忍冬藤、鸡血藤具有抗炎作用。防己有抗炎作用，能明显减轻甲醛性关节炎大鼠的踝关节肿胀程度；还有抗过敏和免疫抑制作用。

【**用法**】每日1剂，水煎分服。

【**方二**】通阳活血汤

【**出处**】《实用中医内科杂志》

【**组成**】当归15克，桂枝10～15克，白芍12～30克，黄芪15～30克，细辛3克，通草12克，川芎、防风、桃仁、红花各10克，甘草6克。

【**功效**】通阳养血，散寒除痹。

【**主治**】风湿性关节炎，日久病邪不去，阳虚血弱、寒凝痹阻者。症见四肢关节疼痛，遇寒凉加剧，得温热则舒，面黄少华，舌质淡紫，苔薄白，脉细涩。

【**方解**】全方以桂枝、黄芪、细辛补气温阳，散寒通脉；以当归、白芍养血柔筋；以川芎、桃仁、红花活血通络；以防风、通草疏风祛湿；甘草调和诸药。诸药配伍，予攻予补，攻补兼备。

【**药理**】桂枝有明显的抗炎、抗过敏作用，对过敏性炎症模型大鼠佐剂型关节炎有抑制作用。白芍调节免疫，白芍总苷及芍药苷有镇痛作用。细辛有较强镇痛作用，抗炎作用明显，对角叉菜胶引起的大鼠足肿胀有明显的抑制作用，明显减少炎症组织和渗出液中细胞含量。

【**用法**】水煎服，每日1剂，分2次服。30天为1个疗程。

【**方三**】活血通络汤

【**出处**】《中华临床新医学》

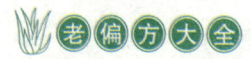

【组成】黄芪15克，苡米30克，羌独活各10克，秦艽10克，寄生15克，熟附子6克，桂枝6克，丝瓜络10克，鸡血藤15克，当归15克，川芎8克，木瓜12克，茯苓15克。

【功效】补益肝肾，活血通络，祛风除湿。

【主治】风湿性关节炎。

【方解】黄芪、苡米健脾利湿，益气生血治本；当归、鸡血藤、川芎、丝瓜络补血养肝，活血通络；羌独活、秦艽、熟附子、桂枝祛风化湿，温经散寒止痛；茯苓、寄生、木瓜有补肾强筋、利水渗湿之功。

【药理】黄芪、当归有调节免疫功能、增加机体耐缺氧能力的作用，可提高内皮细胞抗损伤能力。川芎抗血小板凝集，溶栓，降低血液浓度，抗痉挛，减少血管渗出和水肿。苡米抑制肌肉收缩，镇痛解热。附子所含生物碱对渗出性炎症有抑制作用，且同时抑制渗出液中白细胞的渗出，此外还具有镇痛作用。

【用法】水煎服，每日1剂，早晚各1次。

【方四】独活寄生汤

【出处】《中华中西医学杂志》

【组成】独活15克、寄生40克、秦艽15克、防风15克、细辛3克（后下）、川芎15克、当归15克、熟地黄20克、白芍40克、桂枝20克、茯苓15克、杜仲15克、川牛膝20克、党参20克、甘草10克。

【功效】祛风除湿，散寒止痛，扶正祛邪。

【主治】慢性风湿性关节炎，表现为肌肉、关节酸痛、麻木、重着、屈伸不利，每遇潮湿或气候变化疼痛加重，舌质淡红、苔薄白，脉弦。

【方解】方中独活长于祛下焦风寒湿邪，蠲痹止痛，为君药；防风、秦艽祛风散湿，桂枝温经散寒，通利血脉，细辛祛寒止痛为臣药；佐以寄生、牛膝、杜仲补益肝肾，强壮筋骨；当归、白芍、熟地黄、川芎养血活血；党参、茯苓、甘草补气健脾，扶助正气均为佐药；甘草调和诸药，又为使药。本方特点以祛风散寒除湿为主，辅以补肝肾，益气血之品。攻补兼顾，祛邪扶正，扶正不碍邪。

【药理】药理研究显示，独活寄生汤有抗炎作用，对角叉菜胶和甲醛所致足跖肿胀有抑制作用；还可以镇痛，调节机体免疫功能，提高单核巨噬细胞吞噬功能。

【用法】水煎早晚温服，疗程15～30天。

十二、病毒性肝炎

　　病毒性肝炎是由肝炎病毒引起的急性传染病，目前可分为甲、乙、丙、丁、戊五型，传染性较强，传播途径复杂，发病率较高，乙、丙、丁三型易演变成慢性，或发展为肝硬化并有发生肝细胞癌的可能。

　　病毒性肝炎属于中医"黄疸""胁痛""郁证""癥积聚"等范畴。中医学认为本病多因脾湿内郁复感湿热疫邪所致。多因平素饮食不节，过食油腻或嗜好饮酒，损伤脾胃，以致脾胃运化功能失常，湿浊内生，郁而化热；加上外感湿热痰邪，蕴结脾胃，内外合邪，上而宣散不畅，下而利泄不及，湿热交阻，脾湿肝郁而发病。

【方一】参苓汤

【出处】《江西中医药》

【组成】党参9克，茯苓9克，制大黄9克，地鳖虫6克，桃仁6克，龙胆草6克，山栀9克，玉米须30克，阿胶9克（烊

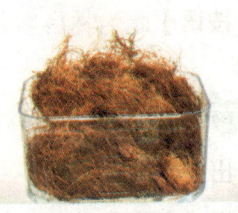
玉米须

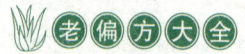

化冲服），炮山甲1.2克（另吞）。

【功效】疏肝行气，活血化瘀。

【主治】慢性肝炎肝硬化，证属肝气郁结，气滞血瘀型。

【方解】党参、茯苓益气健脾；山栀、龙胆草、玉米须祛湿；制大黄、地鳖虫、桃仁、炮山甲、阿胶活血养血。

【药理】现代药理研究发现，参苓汤具有保护肝功能，抗肝纤维化，利尿，降低胆红素等作用。

【用法】水煎服，每日1剂。

【按语】此为姜春华教授验方。

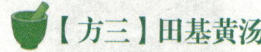【方二】沙冬汤

【出处】《新中医》

【组成】沙参、天冬、女贞子、熟枣仁各15克，石斛18克，玉竹24克，茉莉花9克，土鳖虫、九里虫各6克。

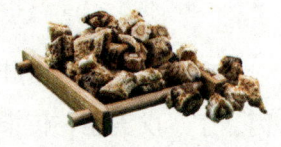
沙参

【功效】滋阴生津，活血通络。

【主治】慢性肝炎。

【方解】方中以沙参、天冬、女贞子、熟枣仁、石斛、玉竹滋阴生津；茉莉花、土鳖虫、九里虫活血通络。诸药合用，共收滋阴通络之功。

【药理】现代药理研究发现，沙冬汤具有保肝降酶的作用。

【用法】水煎服，每日1剂。

【按语】此为林吕生名老中医验方。

【方三】田基黄汤

【出处】《新中医》

【组成】田基黄24克，白背叶根15克，夏枯草9克，鸡骨草、土茵陈、

板蓝根、白芍、丹参、党参各12克，甘草6克。

【功效】清热解毒，益气活血。

【主治】无黄疸型肝炎。

【方解】方中以田基黄、白背叶根、夏枯草、鸡骨草、土茵陈、板蓝根
　　　　清热解毒；白芍、丹参、党参、甘草益气活血。诸药合用，清
　　　　热解毒法与益气活血法并用。

【药理】现代药理研究发现，田基黄汤有保肝、解热、抗病毒的作用。

【用法】水煎服，每日1剂。

【按语】此为沈炎南名老中医验方。

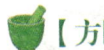 **【方四】苦白汤**

【出处】《江西中医药》

【组成】苦参12克，炒苍、白术各9克，白芍12克，木香9克，制香附
　　　　9克，茵陈15克，当归12克，山楂15克，佛手9克，泽兰9克，
　　　　生牡蛎15克，王不留行12克。

【功效】疏肝活血，健脾和胃。

【主治】慢性肝炎，证属肝滞血瘀，脾失健运型。

【方解】木香、香附、茵陈、佛手、山楂疏肝和胃；苦参、苍白术祛湿；
　　　　当归、白芍、泽兰、生牡蛎、王不留行活血化瘀。诸药合用，
　　　　共收疏肝活血，健脾和胃之功。

【药理】现代药理研究发现，苦白汤具有抗病毒保肝、抗肝纤维化的作
　　　　用。

【用法】水煎服，每日1剂。

【按语】此为关幼波教授验方。

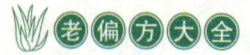

十三、糖尿病

　　糖尿病是多种原因引起的糖、脂肪代谢紊乱所致多系统、多脏器功能损害的综合证，为常见的终身性疾病。糖尿病属祖国医学中"消渴"范畴。近年来发现，降糖类西药能导致心、脑血管合并症的发生。因此中医中药治疗本病，具有广阔的前景。

【方一】润燥活血汤

【出处】《辽宁中医杂志》

【组成】玄参，麦冬，生地黄，赤芍，牡丹皮，黄芪，山药，桃仁，红花，柴胡。

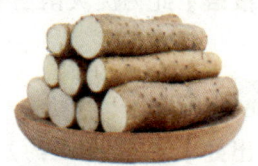

山药

【功效】润燥活血，益气活血。

【主治】糖尿病中、晚期。

【方解】玄参、麦冬、生地黄养阴润燥；赤芍、牡丹皮、黄芪、山药、桃仁、红花益气活血；柴胡条达气机。全方以润燥活血为主，因气为血之帅，气行则血行，故方中又加入一味柴胡以助血行。

【用法】水煎服，每日1剂。

【按语】原方无用量。

【方二】三消汤

【出处】《湖南中医杂志》

【组成】花粉、葛根、生地黄、玄参、丹参、山药各15～30克，生石膏、黄芪各15～50克，苍术、黄柏、知母、泽泻、麦冬、五味子各10～20克。

【功效】清热养阴，三消并治。

【主治】糖尿病。

【方解】方名为"三消汤"，顾名思义，上、中、下三消同治，玄参、生石膏、五味子偏上消；花粉、葛根、麦冬、苍术偏中消；黄柏、知母、泽泻、生地黄、山药、黄芪、丹参偏下消，三消中又偏重于下消，为消渴病常用方剂。

【用法】每日1剂，水煎2次，分3次饭前1小时服，15日为1个疗程，一般2～6个疗程即可控制病情，继续巩固1～2个疗程，采用2～3日服1剂的方法递减，逐渐停药。

【按语】气阴两虚型重用黄芪、山药，酌加黄精、太子参、人参；血糖下降缓慢重用苍术、玄参，加黄连、玉竹、乌梅；轻度酮症可加黄芩、黄连。

【方三】消渴方

【出处】《广西中医药》

【组成】茯苓10克，天花粉12克，苍术9克，玄参9克，三棵针5克，萆薢10克，党参10克，熟地黄10克，石斛9克，蛇床子5克，覆盆子10克，山药12克，生石膏100克。

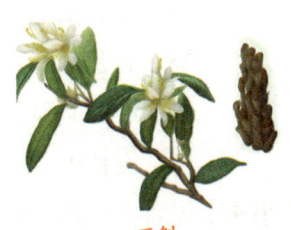

石斛

【功效】益气养阴，清热祛湿。

【主治】糖尿病。

【方解】茯苓、党参、山药、熟地黄、覆盆子补肾健脾；天花粉、石斛、玄参、生石膏养阴润燥；苍术、三棵针、萆薢、蛇床子清热燥湿，利尿通淋。全方补中寓清，尤适用于阴虚兼有热象者。

【用法】水煎服，每日1剂。

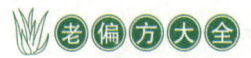

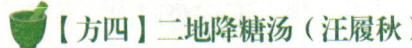

【方四】二地降糖汤（汪履秋）

【出处】 南京中医学院附属医院

【组成】 地锦15克，地骨皮15克，南沙参12克，麦冬10克，石膏30克（先煎），知母10克，生地黄10克，僵蚕10克，青黛5克（包），泽泻30克，苦参15克。

【功效】 润肺、清胃、滋肾。

【主治】 非胰岛素依赖型糖尿病，空腹血糖小于250mg/dL。证见口渴欲饮，消谷善饥，小溲频多，疲乏无力，舌质偏红，苔薄黄，脉细数。

【方解】 糖尿病隶属祖国医学"消渴"范畴，主要病机是阴虚燥热，因上、中、下三消的不同，又有肺燥、胃热、肾虚之别，治疗以养阴生津、润燥清热为原则，本方以南沙参、麦冬、地骨皮清肺润燥，石膏、知母清胃泻火，生地黄滋肾清热，地锦、僵蚕、青黛、泽泻、苦参乃结合辨病用药。据现代药理研究及临床经验有显著的降糖作用，本方辨证结合辨病，融润肺、清胃、滋肾于一炉，实为上、中、下三消之通治验方。

【用法】 先将上药用水浸泡30分钟，再煎煮30分钟，每剂煎2次，将2次煎出的药液混合。每日1剂，早晚各服1次。

【按语】 患者应控制饮食，锻炼身体，不要滥用药物，一经服用中药，就要彻底治愈，不应半途而废。

十四、白血病

　　白血病是一种造血系统的恶性肿瘤，其特征是骨髓、淋巴结等造血系统中一种或多种细胞成分发生恶性肿瘤，并浸润体内各脏器组织，导致正常造血细胞受抑制，造血功能衰竭，产生贫血、出血、感染及白血病细胞浸润的各种症状。该病属中医学"血证""虚劳""积聚"等范畴。本病以虚为主，虚实夹杂。虚为肝肾阴虚，气血亏少；实为邪毒内蕴，血瘀痰凝。

【方一】

【组成】仙鹤草（鲜品）500克（干品减半），白茅根250克（干品60克），红枣100克。

【功效】清热解毒。

【主治】白血病。

【方解】仙鹤草，止血，补虚；白茅根，治疗吐血，衄血；红枣，补脾和胃，益气生津，调营卫。三药合用，能够治疗因为白细胞减少而引起的各种症状。

【药理】仙鹤草：具有抗肿瘤、降血糖、增强机体免疫功能、降血压等作用。白茅根：含有芦竹素和白茅素，具有止血的作用。

【用法】水煎浓汁，每日1剂，连服30日为1个疗程。

【方二】

【出处】《中医偏方大全》

【组成】蒲葵子50克，红枣6枚。

【功效】败毒抗癌，消瘀止血。

【主治】白血病。

【方解】蒲葵子，解毒抗癌、消瘀；红枣，补脾和胃，益气生津，调营卫。

【药理】蒲葵子：含酚类、还原糖、鞣质及三甘油、氨基酸、糖、维生素C等。蒲葵子醇提取物对蛋白激C活性有

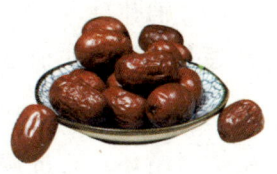

红枣

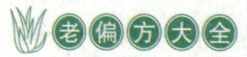

明显的抑制作用，随剂量增加作用加强。已知蛋白激 C 的抑制
剂对细胞增殖有抑制作用，提示蒲葵子有抗癌活性。

【用法】共煎汤饮，一日分2次服，连服20剂为1个疗程。

【方三】

【出处】《中医偏方大全》

【组成】鸡血藤30克。

【功效】活血通络。

【主治】放射线引起的白血病。

【方解】鸡血藤有补血、活血、通络作用。

【药理】鸡血藤煎剂对实验性贫血家兔有补血
作用，可升血红、白细胞。

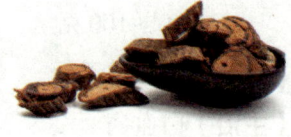

鸡血藤

【用法】长期煎服。

【方四】消毒化血丸

【出处】《中国现代名医验方荟海》

【组成】乳香60克，没药60克，雄精30克。

【功效】化瘀消肿。

【主治】急性、亚急性、慢性白血病，有肝、脾、淋巴结和其他部位浸
润者。

【方解】雄精（雄黄之上品）可化血为水；乳香、没药既能消肿止痛，
又能化瘀止血。三药合用，全在化瘀
消肿。

【药理】乳香：能促进心血管功能，使动物
血细胞压积比明显降低，改善血液
循环，有抗癌作用。没药：水浸剂
（1∶2）在试管内对堇色毛癣菌、同

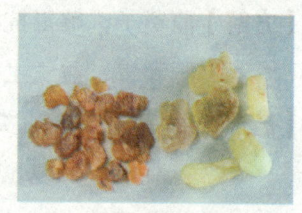

乳香

心性毛癣菌、许兰氏黄癣菌等多种致病真菌有不同程度的抑制作用。

【用法】乳香、没药去油，三药各研极细末，和匀以米饭适量捣和为丸，如莱菔子大小，晒干，收贮备用。每日1～3次，每次1～3克，开水送服。

【按语】由于雄精有毒，连服30～50天，可有瘙痒、皮疹、低热、口渴、头痛等副作用，应即停服。一般不能连续服药3周以上。孕妇以及有心、肝、肾器质性损害者忌用。

十五、痢疾

痢疾是指以腹部疼痛、里急后重、下赤白脓血便为主症的肠道传染性疾病，多发于夏秋季节，冬春两季也可见到。现代医学认为本病是由痢疾杆菌所引起的急性肠道传染病，简称菌痢。主要通过病人或带菌者的粪便污染水、食物和手传播，苍蝇来去于粪便、饮食之间，对散播菌痢也起着重要作用。

中医学认为本病的发生主要由于感受夏秋季节湿热之邪，湿热侵入肠胃，或饮食生冷不洁之物，积滞肠中，或脾胃素虚，大肠功能虚弱，使得风寒暑湿之邪乘虚而入，以上因素作用于肠间使大肠功能受损，传导功能失常，从而出现一系列消化道症状。

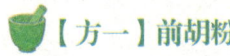【方一】前胡粉

【出处】《浙江中医杂志》

【组成】前胡粉。

【功效】清热利湿。

【主治】菌痢。

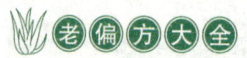

【方解】本方用大剂量前胡粉清热利湿，以奏止痢之功。

【药理】现代药理研究发现，前胡粉具有抗炎、解热等作用。

【用法】每次6克，每日3次。

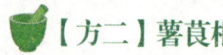 【方二】薯莨根

【出处】《广西赤脚医生》

【组成】薯莨根。

【功效】清热利湿，消炎杀菌。

【主治】菌痢。

【方解】本方用薯莨根清热利湿，以奏止痢之功。

【药理】现代药理研究发现，薯莨根具有消炎、杀菌的作用。

【用法】将上药切片，晒干，研粉，压片，每片0.5克。每次服4片，每日3～4次，温开水送服。

【方三】白头翁汤

【出处】《中华内科杂志》

【组成】白头翁60克，炒白芍、金银花、忍冬藤各30克，泽泻、车前子各15克，川黄连、广木香、槟榔各10克。

【功效】清热解毒，利湿消炎。

【主治】菌痢。

【方解】本方以白头翁、炒白芍、金银花、忍冬藤清热解毒；泽泻、车前子利湿消炎；川黄连、广木香、槟榔行气导滞。诸药合用，共奏止痢之功。

【药理】现代药理研究发现，白头翁汤对痢疾杆菌、大肠杆菌、金色葡萄球菌、绿脓杆菌及结核杆菌皆有抑制作用，并能杀灭溶组织阿米巴原之滋养体和阴道滴虫。对肠黏膜有收敛作用，故能止泻、止血，其所含之白头翁素尚有镇痛、镇静及抗痉挛作用。

【用法】水煎服，每日1剂，温服。

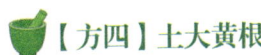
【方四】土大黄根

【出处】《中华医学杂志》

【组成】土大黄根500克。

【功效】清热解毒，活血消炎。

【主治】细菌性痢疾。

【方解】本方用大剂量土大黄根清热利湿，活血消炎，以奏止痢之功。

【药理】现代药理研究发现，土大黄能使毛细血管收缩，通透性降低。它也能增加机体免疫作用、抗炎效应、抗氧化作用。

【用法】将上药洗净，加水适量，浓缩取汁500毫升，加入单糖100毫升，苯甲酸钠1克，装瓶备用。每次20毫升，每日3～4次。

十六、流行性腮腺炎

　　流行性腮腺炎是由腮腺炎病毒引起的急性、全身性感染，多见于儿童及青少年。以腮腺肿大、疼痛为主要临床特征，有时其他唾液腺亦可累及。脑膜脑炎、睾丸炎为常见合并症，偶也可无腮腺肿大。

　　流行性腮腺炎相当于中医学所称的"痄腮"，俗称"蛤蟆瘟"。中医学认为，它是由风热时毒引起的急性传染病。

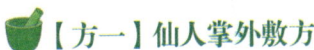
【方一】仙人掌外敷方

【出处】《中医单方验方选》

【组成】仙人掌1块。

【功效】清热解毒，消肿止痛。

【主治】流行性腮腺炎。

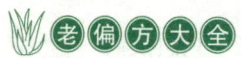

【方解】仙人掌味淡性寒，可起到清热解毒、消肿止痛的作用。

【药理】现代药理研究发现，仙人掌有抑菌作用，对急、慢性炎症都有明显的抗炎作用，并是免疫增强剂。

【用法】选鲜而多汁的仙人掌1块，剥掉外皮和小刺，捣烂如泥，外敷患处，每日换敷1次，2~3天可治愈。

【方二】马齿苋泥

【出处】流传民间或医界

【组成】马齿苋适量。

【功效】清热解毒。

【主治】流行性腮腺炎。

马齿苋

【方解】马齿苋清淡鲜香，风味独特，具有清热解毒，健脾养胃，散血消肿的功效。

【药理】现代药理研究发现，马齿苋对痢疾杆菌、大肠杆菌和金黄色葡萄球菌等多种细菌都有较强的抑制作用，有"天然抗生素"的美称。

【用法】将马齿苋洗净，捣烂如泥，敷于患处。每日换1次。

【按语】方名自拟。

【方三】大黄葱白膏

【出处】《陕西中医》

【组成】大黄粉30克，葱白2根。

【功效】泻火解毒。

【主治】流行性腮腺炎。

【方解】本方以大黄粉泻火解毒，葱白通阳散结解毒，共奏解毒散结之功。

【药理】现代药理研究发现，大黄葱白膏有抗菌、抗病毒、抗炎、解热、泻下、利尿、调节免疫功能等作用。

【用法】取葱白洗净，捣烂如泥，调入大黄粉成膏状，敷于患处。每日
　　　　换1次。

【方四】大蒜糊

【出处】流传民间或医界

【组成】陈醋、大蒜。

【功效】清热解毒。

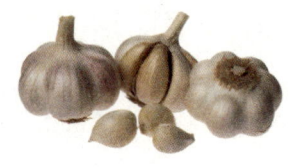

大蒜

【主治】流行性腮腺炎。

【方解】方以大蒜、陈醋清热解毒，散结消痈。

【药理】现代药理研究发现，大蒜糊具有抗病

　　　　菌、抗原虫作用，大蒜被誉为"广谱抗生素"，其挥发性物质、

　　　　大蒜汁、大蒜浸出液及蒜素对多种致病球菌、杆菌和弧菌都有

　　　　明显的抑制和杀灭作用。

【用法】将陈醋与去皮的大蒜捣成糊状，敷于患处，每日换敷2~3次，

　　　　现捣现敷，直至消退为止。

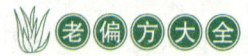

第二章 外科疾病

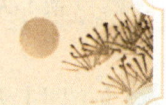

一、胆囊炎

　　胆囊炎多由胆结石阻塞胆管，导致胆汁淤积和细菌感染引发。病因包括高脂饮食、肥胖、糖尿病等。急性胆囊炎表现为右上腹剧痛、发热、恶心呕吐；慢性胆囊炎症状较轻，但反复发作，伴腹胀、消化不良。严重时可引发胆囊穿孔、腹膜炎等并发症，需及时治疗。

【方一】利胆行气汤

【出处】《实用外科手册》

【组成】枳壳10克，香附10克，延胡索12克，广木香10克，郁金10克，柴胡10克，黄芩10克，白芍12克，大黄9克，半夏9克。

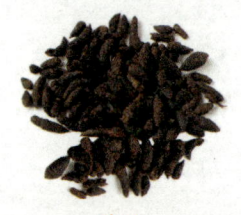

香附

【功效】疏肝解郁，行气止痛。

【主治】胆囊炎。症见右上腹胀痛、隐痛，可向右肩背部放射，伴口苦、食欲减退，或恶心呕吐，无明显寒热及黄疸。

【用法】水煎服，每日1剂。

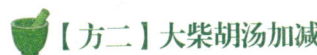【方二】大柴胡汤加减

【出处】《金匮要略》

【组成】柴胡、生姜各12克，黄芩、白芍、半夏、枳实各9克，大黄6克，大枣10克。

【功效】疏肝利胆，清热利湿。

【主治】胆囊炎。症见右上腹持续性胀痛、胸腹痞满，黄疸，恶寒发热，恶心呕吐，小便黄，大便结。

【方解】本方由小柴胡汤去人参、甘草，加大黄、枳实、白芍而成，是治少阳病不解，邪气初入阳明，微成腑实之方。故仍以和解少阳为主，轻泻热结为次。方中主药柴胡、黄芩和解少阳，祛半表半里之邪；辅以大黄、枳实内泻热结，行气消痞，除阳明微实；佐以白芍助柴、芩清肝胆之热，白芍伍大黄，解腹中实痛，半夏、生姜和胃止呕；使以大枣益气和中，伍白芍以防热邪入里伤阴，亦可缓和枳实、大黄泻下伤阴之弊；姜枣调和营卫。诸药相伍，共奏和解少阳，内泻热结之功。

【药理】解热，消炎，镇静，镇痛，镇吐，泻下，保肝，利胆，排石。其中柴胡解热，抗炎，镇痛，抗流感、牛痘病毒，抑制结核杆菌及钩端螺旋体；黄芩所含黄芩苷、黄芩素具有显著解热作用，抗流感病毒和多种球菌、杆菌；大黄中所含番泻苷具泻下作用，促进胆汁分泌，增加胆红素和胆汁酸，抗多种球菌、杆菌、真菌和病毒；枳实加强肠蠕动，以排泄积气；生姜、半夏善于镇吐，祛痰；白芍调整胃肠平滑肌运动，以解痉镇痛，抗菌，消炎；大枣具抗过敏作用。

【用法】水煎服，每日1剂。

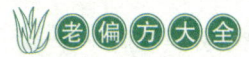

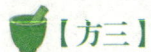【方三】

【组成】北柴胡12克，白芍20克，枳壳10克，木香10克，元胡12克，金铃子15克，茵陈30克，制大黄10克，二宝花15克，金钱草30克，生甘草6克。

【主治】慢性胆囊炎。

【用法】伴大便干结者，将制大黄改生大黄6克（后下）。伴结石者加地龙15克，鸡内金10克，鱼脑石10克。

【方四】

【组成】丹参500克，郁金250克，茵陈100克，蜂蜜1000克，黄酒适量。

【功效】利胆解热，善降胆火，并能缓肝气，通经脉，除湿热，润燥。

【主治】适用于胆道阻塞、胆囊疼痛、胆火旺，湿热重者有显效。

【用法】把丹参、郁金、茵陈倒入大砂锅，加冷水浸泡2小时后，先用中火烧沸，加黄酒2匙，改用小火慢煎1小时，约剩下一大碗药液，滤出头汁，再加冷水三大碗，煎二汁，约剩下大半碗药液时，滤出、弃渣，将头汁、二汁、蜂蜜一起倒入碗盆内拌匀，碗盆加盖用旺火，隔水蒸2小时，离火、冷却、装瓶、盖紧，每日2次，每次1～2匙，饭后开水冲服，3个月为2个疗程。

二、胆石症

胆石症是因胆汁成分失衡（如胆固醇过高或胆色素沉积）形成结石，阻塞胆道所致。病因包括高脂饮食、肥胖、糖尿病、遗传等。症状特点为右上腹绞痛（胆绞痛），尤其在进食油腻后加重，伴恶心、呕吐、黄疸。无症状者称为"静止性胆石"，但可能可发胆囊炎、胰腺炎等并发症。

【方一】胆石症急性发作验方

【出处】流传民间和医界

【组成】柴胡12克，制半夏10克，黄芩10克，
炒枳壳10克，炙大黄10克，赤芍15
克，金钱草30克，海金沙（包）15克，
鸡内金10克，广郁金10克。

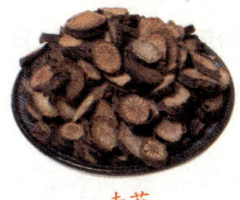

赤芍

【主治】胆石症急性发作。

【用法】将上述药加水淹没药物3厘米许，浸泡15分钟，先用武火烧开，
再继续用文火煎20分钟，取汁，分早晚2次，饭后温服。

【方二】利胆丸

【组成】茵陈12克，龙胆草、郁金、木香、枳壳各9克。

【主治】胆石症。

【用法】共研细末，加猪胆液和羊胆液500克（先将胆液熬浓到250克），
拌入药面中，加适量蜂蜜成丸，每丸重9克，早晚各服1丸。

【方三】消石散

【组成】郁金粉0.6克，白矾末0.45克，火硝粉1克，滑石粉1.8克，甘
草梢0.3克。

【主治】适用于气郁型病人。

【用法】以上为1日量，分2次吞服。

【方四】

【组成】柴胡10克，白芍15克，枳壳15克，
甘草10克，当归10克，金钱草30克，

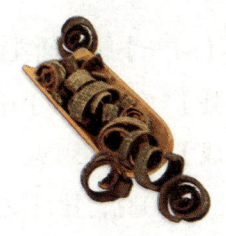

厚朴

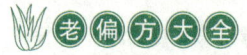

茵陈15克，厚朴10克，大黄10克，川楝子10克，郁金10克，
元胡10克，党参15克。

【功效】利胆疏肝，消炎止痛，逐瘀排石。

【主治】肝胆结石及急慢性胆囊炎。

【用法】水煎服，每日3次。

三、急性乳腺炎

急性乳腺炎是乳房的急性化脓性感染，为细菌（金黄色葡萄球菌等）经乳头皲裂处或乳管口侵入乳腺组织所引起。本病以初产妇为多见，好发于产后第3～4周。发病前常有乳头皲裂，乳头隐畸形，乳房受挤压，乳汁淤积等诱因。本病初起乳房肿胀、疼痛，肿块压痛，表面红肿，发热；如继续发展，则症状加重，乳房搏动性疼痛。严重者伴有高热，寒战，乳房肿痛明显，局部皮肤红肿，有硬结、压痛，患侧腋下淋巴结肿大，压痛。炎症在数天内软化，形成乳房肿，有波动感，脓肿深的皮肤发红及波动感不明显。形成本病的主要原因有乳腺管阻塞，乳汁淤积；或因婴儿吸乳时损伤乳头所导致。本病的临床特点为发病急，可伴有发热、畏寒，病侧乳房红肿热痛，出现硬块，最后形成脓肿等。该病属中医学"乳痈"范畴，乳汁淤积是最常见病因，感受外邪也是重要病因。

【方一】解毒通乳汤

【出处】《实用外科手册》

【组成】蒲公英30克，草河车10克，地丁30克，皂角刺30克，穿山甲
10克，牡丹皮10克，赤芍10克，黄芩10克，栀仁10克，甘草
5克。

【功效】清热解毒，透脓通乳。

【主治】乳房红肿热痛，肿块变软应指，壮热口渴，小便短赤。

【用法】水煎服，每日1剂。

【方二】脱毒回乳汤

【出处】《实用外科手册》

【组成】黄芪30克，金银花30克，当归10克，炒麦芽30克，山楂10克，玄参10克，甘草6克。

【功效】补气养阴，清解余毒。

【主治】脓肿溃破或切开，脓液黄稠，或夹有瘀血，肿痛大减，或迟不收口。

【用法】水煎服，每日1剂。

【方三】解毒内消汤

【出处】北京市中医院方

【组成】大青叶15克，蜂房10克，焦麦芽30克，草河车15克，蒲公英30克，败酱草30克，柴胡10克，栝楼30克，黄连面1.5克（冲），青皮6克。

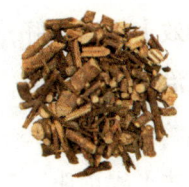

柴胡

【功效】清热解毒通乳。

【主治】乳汁淤积结块，皮色不变或微红，肿胀疼痛，伴周身酸楚，恶寒发热者。

【用法】水煎服，每日1剂。

【方四】托里消毒散

【出处】《外科正宗》

【组成】党参、黄芪、白术、茯苓、当归、白芍、川芎、金银花各5克，

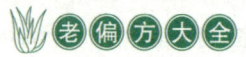

甘草、白芷、皂角刺、桔梗各3克。

【功效】益气和营脱毒。

【主治】溃脓后，乳房肿痛变轻，疮口脓水不断，脓汁清稀。

【方解】方中黄芪、党参、白术、茯苓、甘草补气健脾；当归、白芍、川芎补血活血；白芷、皂角刺溃疡排脓。诸药合用，共奏补益和血，托里排脓之功。临床应用：本方是治疗疮疡因气血虚弱、脓成不溃的方剂。以脓成不溃，脓毒不易外达为据。体弱者，去白芷，倍用党参。用于多种化脓性疾病属气血不足者。

【用法】水煎服，每日1剂。

【方五】解表通乳汤

【出处】《实用外科手册》

【组成】栝楼15克，金银花20克，连翘10克，牛蒡子10克，柴胡10克，香附10克，王不留行10克，蒲公英30克，花粉10克，皂角刺5克，甘草5克。

【功效】解表疏肝，解毒通乳。

【主治】乳房结块，自觉疼痛，皮肤微红或不红，伴畏寒发热，头痛胸闷者。

【用法】水煎服，每日1剂。

四、阑尾炎

阑尾炎是指阑尾的化脓性疾病，但有急慢性之分。若有下腹固定压痛对急性阑尾炎具有重要诊断意义；若是慢性阑尾炎则多有急性阑尾炎史，仅有右下腹不适感或隐痛，可因活动、饮食不节而诱发。

【方一】

【出处】《华佗神医秘方真传》

【组成】地榆20克，当归20克，黄芩20克，金银花20克，生薏苡仁30克，玄参20克，麦冬12克。

【主治】急慢性阑尾炎。

【用法】水煎服。

【按语】急性患者1剂即愈，慢性患者多在4～6剂痊愈。

【方二】清阑液

【出处】谭景祺方

【组成】红花10克，桃仁10克，青皮10克，甘草10克，牡丹皮15克，白芍15克，花粉15克，生地黄15克，玄参15克，归尾15克，连翘15克，莪术15克，三棱15克，蒲公英100克，金银花50克，地丁50克，柴胡20克。

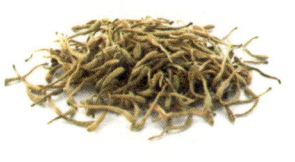

金银花

【功效】解毒化瘀，破积攻坚。

【主治】肠胃气滞，毒热壅盛。

【用法】水煎服，每日1剂，日服2次。

【方三】金蒲汤

【出处】朱日升方

【组成】金银花30～60克，蒲公英30～60克，冬瓜子30～60克，大活血15～30克，木香6～10克，生大黄10～20克（后下）。

【主治】阑尾炎。

【用法】水煎服，每日1剂，日服2次。病重者每日2剂，日服4次。

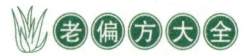

【方四】

【组成】大黄10克，芒硝9克，连翘、金银花各12克，红藤15克，元胡10克，木香、桃仁各9克，牡丹皮12克。

【功效】清热通腑，行气活血。

【主治】适用于湿热瘀滞所致的阑尾炎，其主要症状为右小腹隐痛拒按，持续或阵发，或疼痛初在上腹部，或先绕脐疼痛，随后转移至右天枢穴附近，可伴腹皮挛急，脘胀纳呆，恶心嗳气，微热，大便正常或秘结。舌苔薄白或黄白相兼，脉弦滑、弦滑数或细涩。

【用法】水煎服，每日1剂。

五、泌尿系结石

泌尿系结石属祖国医学的"石淋"，一般认为系湿热下注膀胱，膀胱气化不利，日久湿热煎熬蕴结成石，治疗多以清利湿热、通淋排石为主。

【方一】三金汤

【出处】上海中医学院《方剂学》

【组成】金钱草30克，海金沙15克，石苇、瞿麦、冬葵子各9克，鸡内金6克。

【功效】清热通淋，利尿排石。

【主治】治石淋，小便淋痛，尿血，尿中有砂石，腰痛。

【方解】方中主药金钱草，利尿通淋排石；辅以石苇、瞿麦、冬葵子、海金沙清热利水，促使结石从尿中排出。全方配伍特点：以利尿通淋排石为主，辅以清热利水之品。临床应用：常用于治疗泌尿系结石。以本方去冬葵子，加滑石、车前草、牛膝、王不留行、琥珀为基础方治疗。若肾虚者，加续断、淫羊藿、胡桃仁；气虚者，加黄芪、党参；血虚者，加当归、黄精；腰痛者，加乌药，并配合跳跃活动。排出结石后，以知柏地黄丸、大菟丝子丸补肾方剂调理；亦可经常用金钱草、陈皮泡茶饮，以防复发。

【用法】水煎，每日1剂，饭前1小时分3次服。

【方二】

【组成】鸡内金10克，芒硝（后下）6～15克，沉香（后下）3克，陈皮10克，香橼12克，香附12克，连翘15克，海金沙（包煎）15克，金钱草30～60克，石苇30克，丹参30克，元胡12克。

【功效】健胃降气排石。

【主治】泌尿系统结石。

【用法】水煎服，每日1剂。

【方三】

【组成】金钱草30克，海金沙30克，鸡内金6克，瞿麦15克，萹蓄15克，车前15克，木通10克，竹叶10克，牛膝10克，地龙10克，茅根20克。

【功效】清化湿热，通淋排石。

【主治】湿热蕴结下焦，膀胱气不利之泌尿系结石。症见腰及小腹阵发性绞痛难忍，小便不通，肾、膀胱区明显叩痛等。热甚、便秘时加大黄、玄明粉、琥珀；湿重、气滞、血瘀者加苡米、台乌、王不留行；肾阴虚者配合六味地黄丸或胡桃泥。

【用法】水煎服，每日1剂。

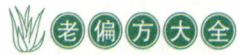
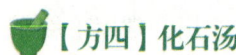 **【方四】化石汤**

【出处】《辨证录》

【组成】熟地黄30克，山茱萸、茯苓、玄参各15克，薏苡仁、泽泻、麦门冬各8克。

【功效】养阴清热，利尿通淋。

【主治】治肾阴虚有热之尿出困难，溺中有砂石，疼痛欲死，用尽气力始得溺出而后快，舌质红，脉细数。

【方解】方中主药熟地黄养血滋肾阴，山茱萸滋补肝肾之阴；辅以玄参、麦门冬养阴清热，解毒散结；佐以薏苡仁、茯苓、泽泻利水渗湿，清热，宁心健脾。诸药合用，体现扶正与祛邪排石并用，养阴清热以治本，利水渗湿以治标的配伍特点。

【药理】增强免疫功能，抗贫血，降血压，强心，利尿，抗炎，抗菌。其中熟地黄抗贫血，增强免疫功能，强心，降血压，抗肿瘤；山茱萸升高白细胞，利尿，降血压，抗炎，抗细菌、真菌；玄参强心，扩张血管，镇静，降血压，利胆，抗惊厥，解毒，退热，抗真菌；茯苓、泽泻、薏苡仁利尿，抗感染，保肝，降血糖，调节免疫功能；麦门冬提高耐缺氧能力，增强心肌收缩力，扩张冠状动脉和外周血管，增加血流量，改善心绞痛，抗细菌。临床应用：本方证以尿出困难，阴茎中痛引少腹，舌质红，脉细数为据。用于泌尿系结石、尿道炎、膀胱炎、前列腺增生症等属肾阴虚有热者。

【用法】水煎，每日1剂，于饭前一小时分3次温服。

六、疝气

疝气是因腹壁薄弱或腹压增高，导致腹腔内脏器（如肠管）突出至皮下或腔隙所致。病因包括先天性腹壁缺陷、长期咳嗽、便秘、重体力劳动等。症状特点为腹股沟或腹部出现可复性肿块，站立或用力时明显，平卧可消失，伴局部胀痛或坠胀感。严重时可发生嵌顿，导致剧烈疼痛和肠梗阻，需及时手术。

【方一】天台乌药散

【出处】《医学发明》

【组成】天台乌药18克，木香、炒小茴香、青皮各6克，高良姜9克，川楝子12克，巴豆10克，槟榔9克。

【功效】温化寒湿，疏肝理气。

【主治】治寒凝肝脉，气机阻滞所致小肠疝气，症见少腹痛引睾丸，喜暖畏寒，舌淡，苔白，脉沉迟或弦。

【方解】方中主药乌药行气疏肝，散寒止痛；辅以小茴香暖肝散寒，高良姜散寒止痛，青皮疏肝调气，木香行气止痛；佐以槟榔直达下焦，行气化滞而破坚，川楝子与巴豆同炒，去巴豆而用川楝子，既减川楝子之寒，又增行气散结之功。诸药合用，共奏解寒凝，疏气滞，调肝络，止疝痛之功。

【药理】加速肠壁血液循环，降低小肠紧张性，促进胃肠蠕动和消化液分泌，镇痛，消胀。其中乌药兴奋胃肠平滑肌，增强蠕动，排出积气，促消化液分泌；木香对抗和松弛肠痉挛；小茴香排出腹气，缓解痉挛，减轻疼痛；槟榔增强肠蠕动，有致泻效应；高良姜健胃，兴奋肠管；青皮促消化液分泌，排肠内积气；巴豆促进肠蠕动，导致腹泻，增加胆汁和胰腺分泌；川楝子镇痛。

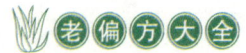

【用法】水煎服，每日1剂。

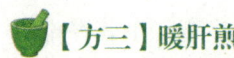【方二】补中益气汤

【出处】《脾胃论》

【组成】黄芪15克，党参12克，白术、当归各10克，陈皮、炙甘草各6克，升麻、柴胡各3克。

【功效】补中益气。

【主治】腹外疝属气虚下陷型。

【方解】方中主药黄芪补中益气，升阳固表；辅以党参、白术、炙甘草益气健脾；佐以陈皮理气和胃，当归补血活血，取其补而不滞，气血相生；使以升麻、柴胡升清举陷。诸药合用，共奏补中益气，升阳举陷之功。

【药理】增强内脏肌张力，纠正贫血，护肝；解热，抗金葡球菌，抗癌，抗放射线损伤。其中黄芪、党参、白术促进白蛋白合成，降低麝香草酚浊度，兴奋中枢神经系统，增加机体耗氧量，增强心脏收缩力，升高红、白细胞及血色素。白术护肝，防止肝糖原减少；当归抗贫血，抑凝血，调节子宫肌张力；陈皮增加消化液分泌，促肠气排出；柴胡、甘草抗肝损害。柴胡加强回肠收缩，升麻兴奋膀胱和未孕子宫。升麻、柴胡解热，抗炎，抗病原微生物。柴胡抗病毒，抗过敏。

【用法】水煎服，每日1剂。

【方三】暖肝煎

【出处】《景岳全书》

【组成】当归、枸杞子各9克，乌药、小茴香、茯苓、生姜各6克，沉香、肉桂各3克。

【功效】温补肝肾，行气逐瘀。

【主治】腹外疝，肝肾阴寒所致少腹冷痛，疝气痛，下元虚冷，四肢冷，舌淡苔白，脉沉迟。

【方解】方中主药肉桂大热，暖肝温肾，散寒止痛；小茴香暖肝散寒，行气止痛；辅以当归补肝养血，枸杞子补养肝肾，乌药、沉香行气散寒止痛；佐以茯苓渗湿健脾，生姜温散寒凝。诸药合用，温补肝肾以治其本，行气散寒以治其标，以温下元，散寒凝，畅气机，睾丸、少腹冷痛自愈。

【药理】解热，镇痛，改善血液循环，抑制平滑肌痉挛。其中乌药、小茴香抑制平滑肌痉挛，排肠积气，促消化，缓疼痛；肉桂扩张皮肤血管，促汗腺排泄，解热镇痛；沉香调节胃肠蠕动；枸杞子护肝保肝，提高免疫力；当归抗贫血，抑制平滑肌痉挛，茯苓镇静，抗溃疡，降低胃酸分泌。

【用法】水煎服，每日1剂。

【方四】导气汤

【组成】槟榔10克，当归10克，苍术10克，木香6克，枳壳9克，小茴香5克，橘核10克，荔枝核12克，川楝子10克，路路通10克。

【功效】疏肝理气。

【主治】腹外疝属肝气郁滞型。

【用法】水煎服，每日1剂。

七、血栓闭塞性脉管炎

血栓闭塞性脉管炎是周围动脉的慢性、持续进展性炎症病变，主要发生在下肢，以青壮年男性为多。其特点是初起患指（趾）怕冷，紫暗，剧痛，继则可变黑褐色，肢节脱落，属中医"脱疽"范畴，多

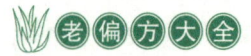

由寒、湿、热、瘀诸邪阻滞于经络所致。

🥣【方一】四妙勇安汤

【出处】《验方新编》

【组成】玄参10克，金银花15克，当归10克，甘草4克，栀子10克，黄芩10克，牡丹皮10克，生地黄10克，板蓝根15克，蒲公英10克，地丁10克。

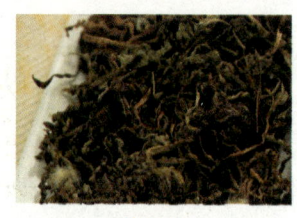

蒲公英

【功效】清热解毒，活血养阴。

【主治】血栓闭塞性脉管炎属热毒阻络型。

【方解】方中主药金银花清热解毒为主；辅以玄参泻火解毒；佐以当归活血散瘀；使以甘草伍金银花加强清热解毒作用。本方具有量大力专的特点。

【药理】抗炎消肿胀，镇痛，抑制葡萄球菌及绿脓杆菌。甘草解毒，扩张血管，增加循环血流量，抑制血小板聚集，抗血栓形成。

【用法】水煎服，每日1剂。

🥣【方二】八珍汤

【出处】《正体类要》

【组成】人参12克，白术10克，黄芪15克，当归10克，茯苓15克，川芎10克，白芍10克，熟地黄10克，金银花12克，玄参10克，炙甘草10克。

【功效】补益气血，调和营卫。

【主治】血栓闭塞性脉管炎属气血两虚型。

【方解】方中主药人参、熟地黄益气养血；辅以白术、茯苓健脾渗湿，当归、白芍养血和营；佐以川芎活血行气，使补而不滞；使以炙甘草益气和中，调和诸药，共奏气血双补之功效。其具有益气健脾与补血调血并用，补中有通，补而不滞的配伍特点。

【**药理**】兴奋全身机能，增强血液循环，全面升高血象，纠正贫血状态，调节子宫机能，缓解平滑肌痉挛，提高机体免疫力。其中人参、白术、茯苓、炙甘草兴奋中枢神经系统，增加红细胞及血红蛋白，抑制和预防溃疡病，升高肝糖原含量，改善肝脏解毒功能；熟地黄、白芍、当归、川芎能增生红细胞，改善血循障碍，调节子宫机能。

【**用法**】水煎服，每日 1 剂。

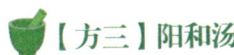【**方三**】阳和汤

【**出处**】《外科证治全生集》

【**组成**】熟地黄 10 克，白芥子 10 克，鹿角胶 10 克，肉桂 6 克，姜炭 10 克，麻黄 6 克，牛膝 30 克，鸡血藤 15 克，甘草 6 克。

【**功效**】温经散寒，活血通络。

【**主治**】血栓闭塞性脉管炎属阳虚寒凝型。

【**方解**】重用熟地黄，以温补营血；鹿角胶填精补髓，强壮筋骨，助熟地黄以养血；姜炭、肉桂温中有通，以温通经脉，解散寒凝痰滞；麻黄开腠理以达表；白芥子祛皮里膜外之痰，与温补药同用，则补而不腻，通而不散；甘草有化毒之功。本方配伍特点，为温补营血不足，解散阴凝寒痰，使破阴回阳，消寒化痰。

【**药理**】抑制结核杆菌，扩张血管，强心，利尿。生地黄具糖皮质激素样作用；甘草浸膏具肾上腺皮质激素样作用。

【**用法**】水煎服，每日 1 剂。

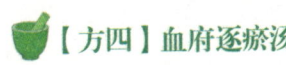【**方四**】血府逐瘀汤

【**出处**】《医林改错》

【组成】桃仁10克，红花6克，当归10克，生地黄15克，川芎10克，赤芍10克，牛膝30克，桔梗10克，柴胡10克，枳壳10克，甘草6克，延胡索10克，五灵脂10克，地龙10克，土鳖虫6克。

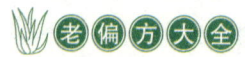

延胡索

【功效】活血化瘀，扶正解毒。

【主治】血栓闭塞性脉管炎属血瘀阻络型。

【方解】主药当归、川芎、赤芍、桃仁、红花活血祛瘀，以祛除胸中瘀血；辅药桔梗、柴胡、枳壳流畅胸中气滞，气行则血行；佐以生地黄清血分瘀热，牛膝通血脉，引瘀血下行；使以甘草调和诸药，缓急止痛。全方配伍特点：行血分瘀滞，解气分郁结，活血不耗血，祛瘀能生新。

【药理】改善血液流变学，抗血小板聚集，改善微循环，加快血流速度，扩张血管，增加缺血器官血流量，尤能增加冠状动脉血流量，保护急性心肌梗死，降低脑血管阻力，对抗脑血管痉挛，抗慢性炎症，增加网状内皮系统吞噬功能，抑制巨噬细胞吞噬功能，增加抗体生成细胞，使抗体分泌增加，增强T细胞和B细胞功能，降低血清胆固醇。

【用法】水煎服，每日1剂。

第三章　儿科疾病

一、咳嗽

中医认为，小儿肌肤娇嫩，寒热不知自调，不论邪气从口鼻还是从皮毛而入，肺必首当其冲，致使宣降失职，而发为咳嗽。小儿脾胃薄弱，易为乳食、生冷所伤，运化失调，酿为痰浊，上贮于肺，或外邪引发，壅塞气道而发咳嗽。素体虚弱，或外感咳嗽日久不愈，更易复感外邪，使咳嗽屡作。

【方一】杏苏散加减

【出处】《温病条辨》

【组成】杏仁9克，苏叶9克，半夏9克，茯苓9克，前胡9克，桔梗6克，
枳壳6克，甘草3克，生姜3片，大枣3枚。

【功效】解表散寒，宣肺止咳。

【方解】方中苏叶解肌发表，开宣肺气；杏仁宣肺化痰；前胡疏风降气
化痰；桔梗、枳壳一升一降，助杏仁宣利肺气；半夏、茯苓理
气化痰；甘草合桔梗宣肺利咽；生姜、大枣调和营卫。诸药合
用，使表解、气畅、痰消。

【用法】水煎服，每日1剂。

【按语】恶寒无汗者，加麻黄；苔腻者，加陈皮；腹胀便秘者，加栝楼、
枳壳；痰多者，加半夏、莱菔子；有化热之势者，加黄芩。

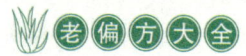

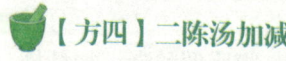【方二】桑菊饮加减

【出处】《温病条辨》

【组成】桑叶8.5克，菊花3克，杏仁6克，桔梗6克，芦根6克，连翘5克，生甘草2.5克，薄荷2.5克。

【功效】辛凉解表，宣肺止咳。

【方解】方中桑叶清宣肺热而止咳嗽；菊花疏散风热，清利头目；杏仁、桔梗宣利肺气而止咳；连翘清热解毒；薄荷疏散风热；芦根清热生津而止渴；生甘草调和诸药。

【用法】水煎服，每日1剂。

【按语】咽部红肿者，加牛蒡子、射干；气粗口渴者，加石膏、天花粉；痰多者，加栝楼、葶苈子；咳甚作呕者，加枇杷叶、竹茹。

【方三】桑杏汤加减

【出处】《温病条辨》

【组成】桑叶3克，川贝母3克，淡豆豉3克，栀子3克，梨皮3克，杏仁4.5克，沙参6克。

【功效】疏风宣肺，润肺止咳。

【方解】方中桑叶轻宣燥热；杏仁宣利肺气；淡豆豉助桑叶清宣解表；沙参、梨皮润肺生津；栀子清泄上焦肺热；川贝母清化痰热止咳。诸药合用，共奏轻宣温燥之功。

【用法】水煎服，每日1剂。

【按语】久咳不止者，加百部、款冬花；便秘者，加玄参；衄血咯血者，加茅根、茜草；声音嘶哑者，加桔梗、青果。

【方四】二陈汤加减

【出处】《太平惠民和剂局方》

【组成】橘红15克，半夏15克，茯苓9克，
　　　　炙甘草4.5克，乌梅1个，生姜7片（后
　　　　二药煎加）

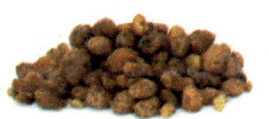
半夏

【功效】健脾燥湿，化痰止咳。

【方解】方中半夏燥湿化痰，降逆和胃止呕；
　　　　橘红、茯苓理气燥湿祛痰；生姜降逆
　　　　化痰，降低半夏毒性；少许乌梅收敛肺气；炙甘草调和药性而
　　　　兼润肺之用。

【用法】水煎服，每日1剂。

【按语】胸腔痞闷者，加厚朴、枳壳；腹胀便溏者，加苍术、白术、薏
　　　　苡仁；食滞纳呆者，加莱菔子、神曲。

二、哮喘

　　本病包括支气管哮喘，是以哮鸣、咳嗽、气喘为主要症候的疾病。哮喘为过敏性疾病，其病因为吸入异常物质，或感染邪毒，以及气候、运动、精神、饮食和药物等多种因素引起的变态反应，导致支气管痉挛而致哮喘发作。

　　中医认为，小儿哮喘的病因比较复杂，但不离先天、后天2方面的因素。先天因素多与本病家族史的遗传相关，由于胎禀不足，以及后天失养，反复外感等影响，导致肺脾肾三脏不足，以致生痰，使小儿形成痰气内伏的特殊体质状态。这种体质状态与哮喘的发生有密切的关系。后天因素中最多的致病因素是六淫之邪，其次是饮食、劳倦等。本病的病位在肺、脾、肾三脏；病理是痰阻气逆和痰伤气虚；发病机制为外邪袭表和内伤之邪犯肺，累及脾、肾，进而触动伏邪。

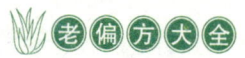

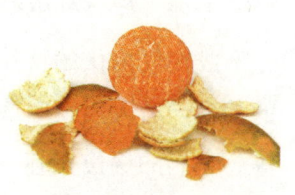 **【方一】①苏子降气汤合；②补肺汤**

【出处】①《太平惠民和剂局方》；②《永类》

【组成】紫苏子9克，半夏9克，当归6克，炙甘草6克，前胡6克，厚朴6克，肉桂3克，生姜2片，大枣1枚，苏叶2克，人参9克，黄芪9克，五味子9克，紫菀9克，熟地15克，桑白皮12克。

【功效】止哮平喘化痰，补肺益气。

【方解】方中苏子降气平喘，祛痰止咳；半夏、厚朴、前胡降气平喘，宽胸祛痰；肉桂温补肾阳；当归养血润燥；生姜、苏叶宣肺散寒；大枣、炙甘草和中调药；人参、黄芪补益肺气；五味子收敛肺气；熟地滋肾；紫菀、桑白皮止咳平喘。

【用法】水煎服，每日1剂。

【按语】哮鸣者，加地龙、艾叶、白果、侧柏叶；咳嗽甚者，加川贝母、百部；痰多者，加白芥子、莱菔子；汗出多者，加黄芪、太子参；乳食减少者，加佛手、石斛；夜卧不宁者，加白芍、远志；大便秘结者，加枳实、莱菔子；大便稀薄者，加白术、苍术。

【方二】六君子汤加减

【出处】《妇人良方》

【组成】人参9克，白术9克，茯苓9克，半夏6克，橘皮6克，甘草6克。

【功效】补益脾肺，温化痰湿。

【方解】方中人参益气健脾；白术健脾燥湿；茯苓健脾渗湿；半夏、橘皮燥湿化痰；甘草益气并调和诸药。

【用法】水煎服，每日1剂。

【按语】久咳不愈者，加银杏、五味子；痰多

橘皮

者，加莱菔子；阳虚者，加干姜、附子；气阴两虚者，用生脉饮加黄精、玉竹、茯苓。

【方三】理中化痰丸

【出处】《名医杂著》

【组成】人参9克，白术9克，干姜9克，炙甘草9克，茯苓12克，姜半夏12克。

【功效】健脾益气，燥湿化痰。

【方解】方中干姜温中祛寒；人参补脾益气；白术燥湿健脾；茯苓渗湿健脾；姜半夏燥湿化痰；炙甘草补脾益气。

【用法】水煎服，每日1剂。

【按语】积痰难除者，加胆南星、海浮石；食少乏力者，加石斛、石菖蒲、佛手；大便稀溏者，加诃子、山药。

【方四】定喘汤

【出处】《摄生众妙方》

【组成】白果9克，麻黄9克，半夏9克，款冬花9克，杏仁9克，桑白皮9克，苏子6克，黄芩6克，甘草3克。

【功效】宣肺定喘，清热化痰。

【方解】方中以麻黄宣肺解表平喘；白果敛肺祛痰定喘；以苏子、杏仁、半夏、款冬花降气平喘，祛痰止咳；桑白皮、黄芩清泄肺热，止咳平喘；甘草调和诸药。

【用法】水煎服，每日1剂。

【按语】高热者，加柴胡、黄芩；低热者，加青蒿、地骨皮；咽红肿甚者，加栝楼；夜卧不安者，加僵蚕、蝉蜕；大便干结者，加枳实、番泻叶。

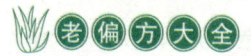

三、肺痈

肺痈是由各种病原菌所引起的肺部化脓性病变。大多数继发于金黄色葡萄球菌肺炎、各种败血症病程中，导致肺实质炎性病变，最后破溃到支气管，咳出大量脓痰。本病以发热咳嗽，咳吐脓腥臭痰，患侧胸痛为主症。如合并脓气胸则使病情加重。

肺脓肿属中医学肺痈范畴，病位在肺，由于邪热蕴肺，炼液成痰，邪阻肺络，血滞成瘀，痰热与瘀血郁结不散，血败化脓，肺络受损。

肺痈的病机演变，分以下几个阶段：风热邪毒，内侵袭肺，郁结不散，敷肺成痈，相当于初期到成脓期。邪毒蓄结，热积血瘀，血败肉腐，化为脓血，相当于溃脓期。脓疡溃破后，邪毒渐泄，病情也日趋好转，但肺脏受损，气阴耗伤，故见驱邪正虚之象，相当于恢复期。若病情迁延不愈，可发展成慢性。

【方一】银翘散

【出处】《温病条辨》

【组成】金银花15克，连翘15克，桔梗6克，薄荷6克，牛蒡子6克，竹叶4克，荆芥穗4克，淡豆豉5克，生甘草5克。

【功效】疏风解表，清肺化痰。

【方解】方中金银花、连翘辛凉透表，清热解毒；薄荷、牛蒡子散风清热利咽；荆芥穗、淡豆豉发散表邪；竹叶清热生津；桔梗宣肺止咳化痰；生甘草合桔梗清利咽喉并能调和诸药。

【用法】水煎服，每日1剂。

【按语】在早期重用解毒药。初期恶寒发热者，加薄荷、白芷；咳嗽胸痛者，加栝楼、枳壳；痰稠口干者，加浙贝、玄参。

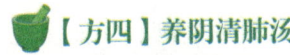【方二】千金苇茎汤

【出处】《备急千金要方》

【组成】苇茎30~60克，薏苡仁30克，冬瓜仁24克，桃仁9克。

【功效】清肺化痰，逐瘀排脓。

【方解】方中苇茎清泄肺热；薏苡仁、冬瓜仁清热化痰，利湿排脓；桃仁活血化瘀，以泄热结。

【用法】水煎服，每日1剂。

【按语】壮热不已者，加生石膏、知母；胸痛明显者，加栝楼、薤白；食欲不振者，加山楂、莱菔子。

【方三】仙方活命饮

【出处】《校注妇人良方》

【组成】金银花25克，当归尾6克，赤芍6克，乳香6克，没药6克，白芷6克，防风6克，炙穿山甲6克，炒皂角刺6克，天花粉6克，贝母6克，甘草节6克，陈皮9克。

【功效】解毒散结，活血化瘀，托里排脓。

【方解】方中金银花清热解毒；当归尾、赤芍、乳香、没药、陈皮活血散瘀，理气化滞，消肿止痛；白芷、防风疏散风热；天花粉、贝母清热散结；炙穿山甲、炒皂角刺通行经络，消肿溃坚；甘草节清热解毒，调和诸药。加酒煎服，是借其活血通络以助药效。

【用法】水煎服，或水酒各半煎服，每日1剂。

【按语】壮热不已者，加白虎汤；痰热黄稠者，加红藤、败酱草；咯血多者，加三七粉；便秘者，加大黄。

【方四】养阴清肺汤

【出处】《重楼玉钥》

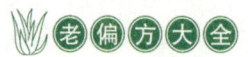

【组成】大生地12克，麦冬9克，玄参9克，贝母5克，丹皮5克，炒白芍5克，生甘草3克，薄荷3克。

【功效】养阴清肺，解毒利咽。

【方解】方中重用大生地甘寒入肾，养阴清热；玄参养阴生津，泻火解毒；麦冬养阴清肺；丹皮清热凉血消肿；炒白芍益阴养血；贝母润肺化痰，清热散结；薄荷疏表利咽；生甘草泻火解毒，调和诸药。

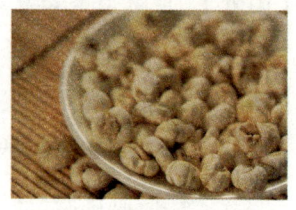

贝母

【用法】水煎服，每日1剂。

【按语】舌红少苔者，加玉竹；阴虚潮热者，加青蒿、白薇、地骨皮；脾虚便溏者，加白术、山药；肺络损伤，咯血不止者，加阿胶、炒藕节、三七粉。

四、泄泻

　　泄泻是儿童时期常见的消化道病症，以大便稀薄或水样次数增多为主要临床特征。

　　中医认为，本病多由外感六淫，内伤饮食，损伤脾胃，导致运化失常而产生。四季均可发病，以夏秋季节多见。年龄愈小发病率愈高，以3岁以下的婴幼儿居多。轻者泄泻预后良好，治疗及时常很快痊愈。迁延日久，可以形成疳积。其病理变化主要在于脾胃的失调，脾胃主运化，脾健则水湿自去，无湿则不成泻，故有"湿多成五泄"之说。脾与胃互为表里，脾主升清，胃主降浊，若脾胃功能失调，则清浊不分，而成泄泻。久泻后可由脾伤及肾，肾阳虚可出现面色白，神疲肢冷，完谷不化等脾肾阳虚症候。脾虚，可以导致肝木犯脾，从而出现情绪不宁，躁动不安，恶心呕吐等肝气横逆、胃火通降等症。

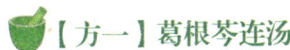 【方一】葛根芩连汤

【出处】《伤寒论》

【组成】葛根15克，黄芩9克，黄连9克，炙甘草6克。

【功效】清热利湿。

【方解】方中重用葛根解表且止利；黄芩、黄连清热燥湿止利；炙甘草和中并调和诸药。

【用法】水煎服，葛根先煎，每日1剂。

【按语】腹痛者，加白芍柔肝止痛；兼里急后重者，加木香、槟榔行气除后重；下利脓血者，加白头翁清热凉血解毒。

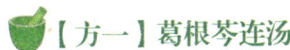 【方二】藿香正气散

【出处】《大平惠民和剂局方》

【组成】藿香90克，白芷30克，紫苏30克，大腹皮30克，茯苓30克，陈皮60克，厚朴60克，半夏曲60克，白术60克，桔梗60克，炙甘草75克，生姜、大枣（后二药煎加）。

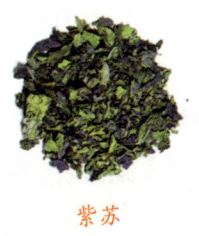

紫苏

【功效】解表化湿，理气和中。

【方解】方中重用藿香，芳香化湿，解表和中，辟秽止呕，善治吐泻；半夏曲、厚朴燥湿降逆，行气消胀；紫苏、白芷解表散寒；陈皮、大腹皮理气化湿；白术、茯苓健脾运湿，和中止泻；桔梗宣肺利膈；炙甘草、生姜、大枣调和脾胃，调和诸药。

【用法】前11味研末为散，每次6~9克，用生姜9克、大枣3枚水煎送服。若作汤剂水煎服，用量按原方比例酌减。

【按语】必须严格区分湿热之偏盛，若热重于湿者，治宜苦寒清肠，佐以分利湿邪；湿重于热者，治宜芳香利湿，重在分利水湿。烦

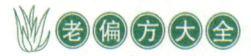

躁作呕者，酌用红灵丹、玉枢丹；伴有高热，烦躁引饮，舌红，苔老黄者，加生石膏、寒水石；胸闷泛恶，嗳气不畅者，加郁金、半夏，也可用辟瘟丹或多次给服纯阳正气丸，辟秽和中；兼暑秽郁表，身热无汗者，加香薷、大豆黄卷、薄荷。

🔨【方三】七味白术散

【出处】《小儿药证直决》

【组成】人参8.5克，白术15克，茯苓15克，藿香叶15克，葛根15克，木香6克，甘草3克。

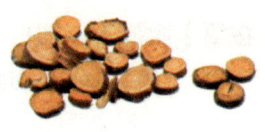

甘草

【功效】健脾止泻。

【方解】方中人参、甘草益气，健脾养胃；白术健脾燥湿，加强益气助运之力；白茯苓健脾渗湿；木香、藿香芳香行气化湿；葛根升阳止泻，并能升津止渴；甘草益气并调和诸药。

【用法】上药为末，每次9克，水煎。

【按语】纳差者，加麦芽、谷芽；渴甚者，重用葛根，加山药。

🔨【方四】益黄散

【出处】《小儿药证直决》

【组成】陈皮30克，丁香6克，炮诃子15克，青皮15克，炙甘草15克。

【功效】温中理气，健脾止泻。

【方解】丁香温中降逆，散寒止痛；炮诃子涩肠止泻，敛肺止咳；陈皮理气健脾；青皮疏肝理气，消积化滞；炙甘草调和诸药。

【用法】上药为末，3岁儿服4.5克，用水80毫升，煎至24毫升，空腹时服。

【按语】此病不在邪多而在正虚，所以有"健脾不在补而贵在运"之说。脾虚肝旺，惊泻者，治以平肝补脾，镇惊安神。泄泻反复发作，大便色淡黄，或伴有腹痛者，加炮姜；脾虚久泻者，加白芍、炙甘草；久泻脱肛，中气下陷者，加黄芪、升麻；脾虚及肾，肾阳亏虚者，加煨益智、补骨脂或加减四神丸。

五、遗尿

遗尿是指3岁以上的小儿不能自主控制排尿，经常睡中小便自遗，醒后方觉的一种病症。

年龄超过3岁，特别是5岁以上的儿童，睡中经常遗尿，轻者数日一次，重者可一夜数次，则为病态，方称遗尿症。本病发病男孩高于女孩，部分有明显的家族史。

遗尿是由于膀胱不能约束所致。《诸病源候论》云："遗尿者，此由膀胱虚冷，不能约于水故也。"现代医学通过 X 线诊断，发现某些顽固性遗尿的患儿与隐性脊柱裂有关，这类患儿治疗困难。

本病治疗，虚证以温肾固涩，健脾补肺为主；实证以泻肝清热利湿为主，配合针灸、激光、外治等法治疗。

【方一】菟丝子散加减

【出处】《医宗必读》

【组成】菟丝子12克，肉苁蓉9克，附子1克，五味子9克，牡蛎9克，鸡内金9克。

【功效】温补肾阳，固涩小便。

【方解】菟丝子、肉苁蓉、附子温补肾阳；五味子、牡蛎益肾固涩缩小便；鸡内金消食助运以利发挥温肾固涩止遗之效。可合缩泉丸协同发挥其效。

【用法】水煎服，每日1剂。

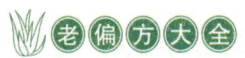

【按语】神疲乏力，纳差便溏，加党参、白术、茯苓、山楂益气健脾和
中助运；智力较差者，加人参、菖蒲、远志补心气，开心窍。

【方二】补中益气汤合缩泉丸加减

【出处】《脾胃论》

【组成】黄芪9克，党参9克，白术9克，炙甘草6克，升麻6克，柴胡9克，
当归6克，陈皮6克，益智仁9克，山药9克，乌药1克。

【功效】益气健脾，培元固涩。

【方解】黄芪、党参、白术、炙甘草益气健脾、培土生金；升麻、柴胡
升举清阳之气；当归配黄芪调补气血；陈皮理气调中；益智
仁、山药、乌药温肾健脾固涩。

【用法】水煎服，每日1剂。

【按语】常自汗出，加煅牡蛎、五味子潜阳敛阴止汗；食欲不振，便溏，
加砂仁、焦神曲运脾开胃，消食止泻；痰盛身肥，加苍术、山
楂、半夏燥湿化痰；困寐不醒，加石菖蒲、麻黄醒神开窍。

【方三】清心莲子饮

【出处】《实用中西医结合临床》

【组成】石莲子10克，黄芪10克，党参8克，
麦冬6克，黄芩5克，地骨皮6克，
茯苓7克，车前子7克，甘草5克。

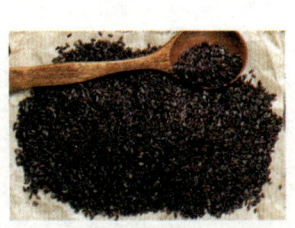
车前子

【功效】清心滋肾、安神固脬。

【方解】方中石莲子甘涩平，能清心火，固
肾涩精，交通心肾；党参、黄芪益气；麦冬养阴；黄芩、地骨
皮、甘草、茯苓、车前子清热。诸药合用，共奏清心滋肾、安
神固脬之功，使阴平阳秘，水火既济，遗尿自愈。

【药理】石莲子具有收敛作用；黄芪、党参具有增强肌体的免疫功能，

强心、降压、降血糖、利尿、抗衰老、抗肿瘤、抗疲劳、抗病毒、镇静、镇痛等作用；麦冬有镇咳祛痰、强心利尿作用；黄芩、地骨皮具有广泛抗菌作用，对金黄色葡萄球菌、溶血性链球菌等均有抑制作用；茯苓能增强淀粉酶的活性和左旋木糖吸收率；车前子有利尿、祛痰、抑菌作用。

【用法】 水煎服，每日1剂。

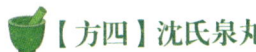 **【方四】沈氏泉丸**

【出处】《杂病源流犀烛》

【组成】 益智仁9克，茯苓9克，白术9克，白薇9克，栀子6克，白芍9克。

【功效】 清肝泄热，固涩止遗。

【方解】 方中白芍柔肝舒肝；栀子清热泻火；白术调中健脾；白薇、益智仁固涩小便。

【用法】 水煎服，每日1剂。

【按语】 舌苔黄腻者，加黄柏、滑石清热利湿；久病不愈，肾阴耗损，舌质红者，可加知柏地黄丸滋阴降火；苔少或舌苔花剥者，加石斛、山药养阴生津。

六、细菌性痢疾

细菌性痢疾（简称菌痢）是一种常见的肠道传染病，以发热，大便次数增多，夹杂黏液脓血，腹痛，里急后重为主症。本病全年都有发生，但常于夏秋季节流行。菌痢是由于痢疾杆菌通过粪—口途径传播所致。

中医学认为，本病病因为外感时邪疫毒、内伤饮食、生冷不洁等，病位主要在肠胃。病机是邪毒积滞肠胃，气机壅阻，凝滞津液，蒸腐

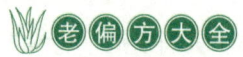

气血。症状有发热，大便次数增多，夹杂黏液脓血，腹痛，里急后重等。中毒性菌痢常为发病即有高热呕吐，神昏抽搐，而无下痢。急性菌痢发病骤急，慢性则反复发作，迁延不愈。大便黏液脓血样，镜检有大量的红细胞、白细胞、脓细胞，如发现巨嗜细胞更有助于诊断。大便细菌培养痢疾杆菌阳性则可确诊。

【方一】黄连解毒汤合白头翁汤

【出处】《外台秘要》

【组成】黄连5克，黄芩8克，黄柏6克，秦皮10克，赤芍6克，金银花
　　　　10克，丹皮6克，白头翁12克，菖蒲5克，钩藤10克，山栀5克。

【功效】泻火解毒凉血，开窍息风。

【方解】黄连、黄芩、黄柏、山栀、金银花泻一切火热而解毒；秦皮、
　　　　白头翁、丹皮、赤芍清热解毒、凉血止痢；菖蒲、钩藤开窍
　　　　息风。

【用法】水煎服，每日1剂。

【按语】如见突然面色苍白、青灰，四肢发凉，血压下降，脉微欲绝，
　　　　并见高热，抽搐，昏迷，呼吸不匀，为内闭外脱，可用独参汤
　　　　或生脉散（人参、麦冬、五味子）或参附汤，调服安宫牛黄丸，
　　　　待病有转机后，用上法治疗。

【方二】葛根芩连汤加减

【出处】《伤寒论》

【组成】葛根10克，黄芩10克，黄连10克，大黄3克，甘草6克。

【功效】清热利湿，行气解毒。

【方解】葛根、黄芩、黄连、甘草解表清里；大黄清热解毒，泻热；甘
　　　　草调和诸药。

【用法】水煎服，每日1剂。

【按语】若热痢兼表，加金银花、连翘、竹叶以清解透达；脓血多，加
　　　　地榆10克、桃仁8克、赤芍8克、丹皮8克；腹痛甚，加枳实
　　　　10克、元胡8克。

【方三】白头翁汤

【出处】《伤寒论》

【组成】白头翁10克，黄连10克，黄柏8克，秦皮10克，木香10克，
　　　　槟榔6克。

【功效】清肠止痢。

【方解】白头翁、黄柏、秦皮清热解毒，凉血止痢；加木香、槟榔行气
　　　　以除后重。

【用法】水煎服，每日1剂。

【按语】热痢若里热壅盛，扰动营血，壮热，躁扰谵妄，腹痛拒按，血
　　　　痢者，加赤芍、地榆、水牛角、大黄、枳实等内清外泄。

【方四】加减黄连阿胶汤

【出处】《伤寒论》

【组成】黄连10克，乌梅8克，阿胶8克，黄
　　　　芩10克，当归9克，干姜3克，芍药
　　　　9克。

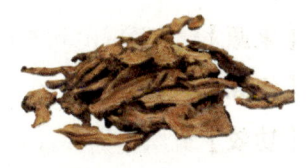

当归

【功效】养阴清热，和血止痢。

【方解】黄连、黄芩清热解毒，止痢；乌梅味
　　　　酸敛肠收涩；当归养血和血；芍药缓急止痛；干姜温中。

【用法】水煎服，每日1剂。

【按语】酌加诸如乌梅、白芍、石榴皮等酸味药，酸可收可敛，既可和
　　　　血化阴，又可止痢。黄连、苦参、马齿苋等清热祛湿的药物，
　　　　仍可应用。痢久胃气已伤者，加山药、陈皮、扁豆、莲子、山

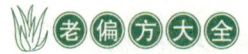

楂。若阴虚血痢疾日久，用地榆丸。

七、百日咳

百日咳是由百日咳嗜血杆菌引起的急性呼吸道传染病，以阵发性痉挛性咳嗽和痉咳末吸气时伴有特殊的鸡鸣样吼声为特征。本病一般呈散发性发病，冬春为多。5岁以下婴儿最易感染。病经空气飞沫传播，故在儿童集体机构中易发生流行。病后可获得持久免疫力。

中医学认为本病主要由内蕴伏痰，外感时疫所致。治疗以宣肺理气，化痰降逆为主。主要病机为痰气交阻，肺气上逆，故其治法重在化痰清火、泻肺降逆。初咳期以辛温散寒宣肺、疏风清热宣肺为治法；痉咳期以化痰降气、泻肺清热为治法；恢复期以养阴润肺、益气健脾为治法。本病主症虽呛咳不已，但不可妄用止涩之药，以防留邪为患。痉咳期不可早用滋阴润肺之品，以防痰火不清，病程迁延难愈。

🌿【方一】三拗汤加味

【来源】《太平惠民和剂局方》

【组成】麻黄10克，杏仁9克，甘草6克。

【功效】疏风祛邪，宣肺止咳。

【方解】麻黄辛温解表，宣肺止咳；杏仁降气化痰止咳；甘草佐麻黄，以辛甘助发散肺卫之邪。

【用法】水煎服，每日1剂。

【按语】偏风寒者，加苏叶、百部、陈皮辛温发散，理气化痰；痰多色白者，加半夏、胆星、枳壳燥湿化痰，理气止咳；偏风热者，加桑叶、黄芩、生石膏清热宣肺，化痰止咳；痰黄而粘稠者，加葶苈子、鲜竹沥、黛蛤散清化痰热。

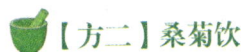

【方二】桑菊饮

【出处】《伤寒论》

【组成】桑叶12克，菊花10克，桔梗9克，杏仁6克，芦根9克，连翘12克，薄荷3克，栝楼皮6克，冬瓜仁9克，甘草6克。

【功效】清宣肺卫。

【方解】本方的桑叶、菊花清透肺络，散上焦风热；薄荷疏散风热；杏仁、桔梗肃肺止咳；连翘清热透邪；芦根生津止渴；甘草调和诸药。

【用法】水煎服，每日1剂。

【按语】火燥甚者，加玄参、生地、丹皮；肺热甚，痰黏稠，加栝楼、川贝、黄芩；咽喉疼痛，加马勃、牛蒡子、玄参；如果风热上扰头目，致使目赤痛，则加入白蒺藜、夏枯草、决明子。

【方三】小青龙汤合止嗽散加减

【组成】麻黄9克，杏仁9克，细辛1.5克，半夏3克，苏子6克，白芥子6克，桂枝6克，白芍8克，白前6克，百部9克，陈皮6克，甘草6克。

【功效】温肺化痰，理气降逆。

【方解】方中麻黄发汗解表、宣肺行水为主药；桂枝助麻黄解表，又能温化阳气，助麻黄行水为辅药；白芍配桂枝以调和营卫；细辛温脾肺之寒，使脾散精，上归于肺，肺能通调水道，下输膀胱，故水液能在体内正常运行，以杜其生痰之源；半夏燥温化痰，治已成之水饮；甘草调和诸药，以缓和麻、桂辛温刚烈之性。诸药合用，共奏解表涤痰、止咳平喘之功。

【用法】水煎服，每日1剂。

【按语】痉咳较频者，加白僵蚕、地龙、乌梢蛇等；四肢不温者，加附

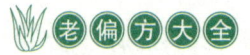
子、干姜；脾虚较甚者，加黄芪、党参、白术、款冬花，无论痰热或痰浊或寒热夹杂证都可选用。

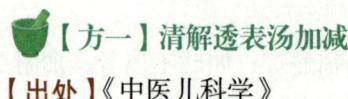 **【方四】人参五味子汤**

【出处】《幼幼集成》

【组成】党参9克，茯苓9克，白术12克，甘草6克，生姜3片，红枣6枚，五味子6克，麦冬6克。

【功效】养阴润肺，益气健脾。

【方解】党参、茯苓、白术、甘草、生姜、红枣补中益气，健脾养胃；五味子收敛肺气，纳气益肾；麦冬甘润养肺。

【用法】水煎服，每日1剂。

【按语】咳嗽痰多者，加川贝母、款冬花、紫菀化痰止咳；不思饮食者，加砂仁、神曲、鸡内金助运开胃。

八、麻疹

　　麻疹是由外感麻毒时邪引起的一种出疹性呼吸道传染病。以发热，咳嗽，流涕，眼泪汪汪，口腔两颊黏膜出现麻疹黏膜斑，全身布发红色斑丘疹，疹退后有色素沉着等为特征。本病一年四季均可发病，但好发于冬春季节，传染性强，常引起流行。

　　麻疹调护适当，大多出疹顺利按期收没，预后良好；若素体虚弱，患病时气候、居住环境不良及调养不佳，复感外邪郁遏，都可导致疹出不利，麻毒内陷，则易引起并发症。

【方一】清解透表汤加减

【出处】《中医儿科学》

【组成】金银花 12 克，连翘 9 克，桑叶 9 克，菊花 12 克，升麻 9 克，葛根 6 克，牛蒡子 9 克，西河柳 9 克，紫草 9 克，大青叶 9 克，蝉蜕 6 克。

【功效】清热透疹，佐以解毒。

【方解】升麻解肌透疹而解毒；葛根解肌透疹并生津；金银花、连翘、桑叶、菊花清凉解毒；西河柳、葛根、蝉蜕、牛蒡子发表透疹。

【用法】水煎服，每日 1 剂。

【按语】此期疹点已发，邪在气分，根据"麻喜清凉""热者清之"的原则，侧重于清热解毒，不能过用苦寒，以免遏邪。若热毒较重，疹点红赤紫暗，融合成片者，加生地黄、丹皮、生石膏（先煎）、青黛；咳嗽剧烈，影响休息睡眠，加桑白皮、桔梗、杏仁；壮热甚，面赤烦躁者，加生石膏（先煎）、青黛、知母；齿衄、鼻衄者，加藕节炭、白茅根、地黄、丹皮；疹出不畅，或出而突隐，疹色不艳，或稀疏不匀，为风寒、暑湿外遏，或体虚无力托毒透疹者，可参照疹前期用药方法；若疹已出齐，口干唇干少津者，去升麻、葛根、蝉蜕、西河柳，加鲜石斛、沙参、玉竹。

【方二】沙参麦冬汤加减

【出处】《温病条辨》

【组成】北沙参 9 克，麦冬 9 克，天花粉 4.5 克，玉竹 6 克，扁豆 4.5 克，桑叶 4.5 克，甘草 3 克。

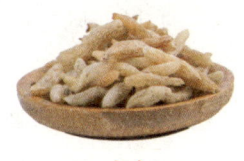

麦冬

【功效】滋阴降火。

【方解】北沙参、麦冬、天花粉、玉竹滋养肺胃津液为主；扁豆、甘草清养胃气；桑叶清透余热。

【用法】水煎服，每日 1 剂。

【按语】本证虚多邪少，重在养阴。阴虚火旺，灼伤血络，则佐以滋阴降火，凉血止血；气阴两亏者兼以益气。纳谷不馨者，加生谷芽、生麦芽、生山楂；大便干结者，加全栝楼、火麻仁；余热不清，热未退尽者，加地骨皮、银柴胡、连翘；胃阴不足，口渴欲饮者，加鲜石斛；干咳少痰者，加川贝母、冬瓜仁；咽喉疼痛者，加玄参、马勃；大便稀溏者，加山药；阴虚火旺致鼻衄、齿衄、咳血者，加知母、丹皮、白茅根或藕节、白及；气阴两虚者，合生脉散；若余热扰胃，和降失利而虚烦干呕者，用竹叶石膏汤加柿蒂、黄连。

【方三】麻杏甘石汤加味

【出处】《伤寒论》

【组成】麻黄9克，杏仁9克，生石膏9克，甘草6克，桑白皮9克，鱼腥草9克，黄芩9克。

【功效】宣肺开闭，清热解毒。

【方解】麻黄宣肺平喘，生石膏清泄肺胃之热以生津，二药相互为用，既能宣肺，又能泄热。杏仁协助麻黄以止咳平喘，甘草与化痰止咳药配伍有润肺止咳作用。

【用法】水煎服，每日1剂。

【按语】若伴风寒郁表，佐以宣肺解表；热闭，则重在清热泻肺；热陷心肝，则急以清心凉肝；心阳虚脱则回阳救逆。喘甚者，加葶苈子、苏子；痰多者，加鲜竹沥、天竺黄、浙贝母、胆南星；麻疹出不透者，加葛根、升麻、白僵蚕；寒束表者，加紫苏、羌活；高热气粗，大便秘结，腹胀者，加大黄、枳实，或用宣白承气汤加减；疹色紫暗，口唇发绀，四肢欠温者，加当归、赤芍、红花、紫草；若素体虚弱，正气不支，疹毒内闭于肺，则重用人参、黄芪，辅以清热透疹药物；热陷心肝，昏谵抽搐者，加羚羊角、钩藤、石菖蒲、郁金，或合用紫雪丹、安宫牛黄丸；心阳虚脱，急宜温补心阳，加用独参汤或参附龙牡救逆汤；气阴两亏者则用生脉散。

【方四】葛根芩连汤加味

【来源】《伤寒论》

【组成】葛根9克，黄芩9克，黄芪12克，甘草6克，白芍9克，连翘9克，马齿苋9克，石榴皮10克。

【功效】清肠解毒，化湿止泻。

【方解】方中重用葛根甘辛而平，既能解表退热，又能升发脾胃清阳之气而止下利，为君药。臣以黄芩、黄芪清热燥湿，厚肠止利。使以甘草甘缓和中，协调诸药。四药合用，共成解表清里之剂。原方先煮葛根，后纳诸药，则解肌之力优而清里之力锐，使表解里和，身热下利自愈。连翘、马齿苋、石榴皮清热解毒。

【用法】水煎服，每日1剂。

【按语】由于热毒为患，应因势利导，切忌早用止泻药，以免留邪。热毒重则清热解毒为主；湿热并重则清利湿热；热伤血络，大便下血，宜清热凉血。若疹未出齐还应注意透疹，疹已出齐注意养阴。大便脓血，赤多白少者，合白头翁汤，或黄芩芍药汤合香连丸；大便下血者加生地黄、赤芍、丹皮、地愉、槐花；腹痛作坠，里急后重者，加木香、枳壳、槟榔；腹胀纳少者，加山楂、神曲、莱菔子；疹隐不透者，加升麻、防风、金银花、紫草；恢复期下利，低热不退者，加沙参、青黛、银柴胡；素有脾虚泄泻，复感麻毒而发者，加白术、茯苓；素体阳虚，泻下稀水清冷者，加干姜；泄泻为湿偏重者，加薏苡仁、车前子；下利日久不愈者，加乌梅、诃子、赤石脂。

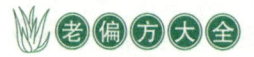

九、猩红热

猩红热为乙型溶血性链球菌引起的急性传染病，临床特征为发热，咽峡炎，全身弥漫性鲜红色皮疹和恢复期皮肤脱屑。本病主要发于温带冬春两季，有强烈传染性，由产红疹毒素的乙型溶血性链球菌 A 组菌株感染而引起，患者和带菌者是主要传染源。带菌飞沫经呼吸道传播为主要途径。

中医学认为，猩红热属瘟疫范畴，为感受痧毒疫疠之邪而致，以发热，咽喉肿痛腐烂，全身猩红色皮疹为特征而区别于其他温病。根据其发病机制和传变规律分为常证和变证。常证治疗以清泄邪毒为基本原则，初起宜辛凉宣透，使邪从汗泄；病毒入里，治以清火解表，清营凉血；病久伤阴又宜养阴生津，兼轻余热。变证分别采用清热解毒排脓、益气养血复脉、祛风除湿通络、利水渗湿消肿等法辨证施治。

【方一】清心凉膈散

【出处】《温热经纬》

【组成】 连翘120克，甘草60克，黄芩30克（酒炒），薄荷30克，栀子30克，桔梗60克，生石膏150克。

【功效】 清气泄热，凉膈解毒。

【方解】 连翘、薄荷、生石膏、黄芩清气凉营，泻火解毒；栀子、薄荷甘寒清热，护阴生津；桔梗宣肺利咽；甘草调和诸药。

【用法】 上为粗末。每服9～15克，加竹叶1片，用水375毫升，煎至250毫升，去滓，入生白蜜20毫升，微煎，温服。

【按语】 因邪在上焦气分，系无形邪热郁结，故不用苦寒沉降之品，而以轻清上浮之剂透达郁热，以免引邪深入肆虐而成燎原之势。便秘腹胀，咽喉腐烂气味秽臭者，加生大黄、玄明粉。

【方二】清瘟败毒饮

【出处】《疫诊一得》

【组成】生石膏12克，生地黄9克，水牛角3
　　　　克，黄连10克，栀子9克，桔梗9克，
　　　　黄芩10克，知母9克，赤芍9克，玄
　　　　参9克，连翘10克，丹皮9克，竹叶
　　　　9克，甘草6克。

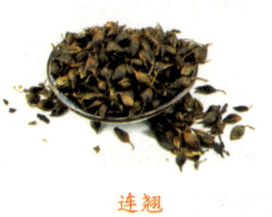

连翘

【功效】清气凉营，解毒救阴。

【方解】方中重用生石膏以清气分之热；用水牛角清热凉血；黄连、黄
　　　　芩清上焦实热；丹皮、栀子、赤芍清泄肝经之火；连翘、玄参
　　　　散上焦浮游之火；生地、知母滋阴清热。全方具有清热解毒凉
　　　　血养阴之功。

【用法】水煎服，每日1剂。

【按语】本证既是气营两燔，治疗需清气兼以凉营血，宜用大剂清热
　　　　解毒，清营凉血之品，如用药得当，尚可冀其透热转气，否
　　　　则邪陷心肝，则变证蜂起。又因热毒最易伤阴，还需注意顾
　　　　护阴液。喉间痰多者竹沥冲服；壮热不已者，加寒水石、柴
　　　　胡；烦躁不安者，加重楼；若高热惊厥，为热极动风，用羚
　　　　角钩藤汤加减；高热神昏，烦躁谵语，皮疹呈紫红色或有瘀
　　　　点，为热入营血，邪闭心包，宜用清营汤加减合用神犀丹，或
　　　　安宫牛黄丸，或紫雪丹，清营凉血，清心开窍并配合西医抢救
　　　　治疗。

【方三】炙甘草汤加味

【出处】《伤寒论》

【组成】炙甘草6克，人参9克，干地黄10克，桂枝9克，麦冬9克，阿

胶9克，火麻仁6克，干姜3克，大枣6枚。

【功效】益气养血，滋阴复脉。

【方解】方中人参、麦冬为生脉散的组合，有益气养阴，救心复脉的作用；麦冬、阿胶养阴生津；炙甘草益心复脉。诸药合用，补益气血，益心复脉。

【用法】水煎服，每日1剂。

【按语】如以心气虚为主，用四君子汤加味；心血虚为主者，用归脾汤加减；心阴虚为主者，用天王补心丹加减；心阳虚为主者，用桂枝甘草龙骨牡蛎汤加减；如疾病日久，瘀血阻络者，用桃仁红花煎加减。

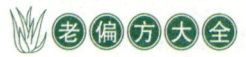 【方四】五苓散合五皮散加减

【出处】《伤寒论》；《华氏中藏经》

【组成】茯苓9克，猪苓9克，泽泻9克，白术12克，桂枝6克，大腹皮9克，陈皮6克，桑白皮6克，生姜皮9克。

【功效】利水渗湿，通阳消肿。

【方解】方中茯苓、猪苓、泽泻利水渗湿为主药；白术健脾运湿，与茯苓配合更增强健脾祛湿之作用，为辅药；桂枝温阳以助膀胱气化，气化则水自行，为佐药；大腹皮、桑白皮利水渗湿消肿。诸药合用，既可淡渗以利水湿，也可健脾以运水湿，气化以行水湿，故对水湿内停所致的各种水湿证均可治之。

【用法】水煎服，每日1剂。

【按语】此证为余毒内归，影响肺、脾、肾三脏，使之宣降失调，通调失司，发为水肿，证属湿邪壅滞，多发生在病后3周左右。本证由于水湿浸渍，三焦不利，内外交困，易引起水气凌心之危证，故利水为第一要务。临床根据病机之偏重，或宣肺，或健脾，或补肾，或综合用之。血尿明显者加小蓟、白茅根；上半

身肿甚伴咳喘者，加麻黄、杏仁；下半身肿甚，伴神倦腹胀者，加汉防己、椒目；如湿邪化热，湿热壅滞者，用三仁汤加猪苓、蝉蜕、白术、车前草。

十、水痘

水痘是由水痘－带状疱疹病毒引起的急性出疹性传染病，以发热，分批出现丘疹、疱疹、结痂为特征。因其疱疹明亮如水，形态椭圆，状如豆粒而得名。本病四季可发生，以冬春两季发病率高，其传染性很强，预后良好。

中医学认为水痘邪毒经口鼻入侵，上犯于肺，下郁于脾而发病，其病在肺脾两经。因肺主皮毛，属卫，故邪毒入侵卫表后，初起时多有类似外感初起的发热、流涕、轻微咳嗽等肺系症状。脾主运化，邪毒入里，则水气失于通调，或因水湿不化，乳食不消而见饮食减少，以及轻度腹泻等脾经症状。

【方一】银翘散

【出处】《温病条辨》

【组成】金银花12克，连翘10克，桔梗6克，薄荷3克，竹叶4克，荆芥穗9克，淡豆豉9克，牛蒡子12克，甘草6克。

【功效】疏风清热，解毒渗湿。

【方解】金银花、连翘、竹叶清热解毒；薄荷辛凉解表；牛蒡子、桔梗、甘草宣肺解毒，利咽祛痰；荆芥穗、淡豆豉发散表邪，透热外出；也可佐以车前子、滑石化湿利水。

【用法】水煎服，每日1剂。

【按语】风热时邪尚在表卫，风宜散，热宜清。咳嗽咽红者，加牛蒡子、

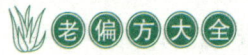

桔梗；乳蛾肿痛者，加马勃、山豆根；瘙痒甚者，加蝉蜕、浮萍。

【方二】清胃解毒汤加减

【出处】《中医儿科学》

【组成】升麻6克，黄连9克，黄芩9克，石膏9克，丹皮12克，生地黄9克，玄参9克，紫草9克，甘草6克。

【功效】清气凉营，解毒利湿。

【方解】升麻清热透疹；石膏清气泄热；黄芩、黄连清热解毒；丹皮、生地凉血清热；佐以紫草清热凉营渗湿。

【用法】水煎服，每日1剂。

【按语】口渴汗多，以气分证明显者，加知母、天花粉；疹色深红者，为血分有伏热，加栀子、赤芍；唇燥口干，津液耗伤者，重用生地黄、玄参，并加麦冬、芦根；龈肿口疮，疱浆欠清者，加紫花地丁、赤芍；大便干结，舌红，苔黄厚腻者，加大黄、全栝楼。

十一、白喉

白喉是由白喉杆菌引起的一种以发热、气憋、声音嘶哑、犬吠样咳嗽，咽、扁桃体及其周围组织出现白色伪膜为特征急性传染病，严重者并发心肌炎、神经麻痹和全身中毒。本病一年四季可发生，但以秋冬两季发病率高，患病后有较持久的免疫力。

本病的病原体为白喉杆菌，传染途径主要是通过患者和带菌者的痰涎分泌物经呼吸道传播。病菌首先侵入呼吸道黏膜，不断繁殖而产生大量的外毒素，造成局部组织坏死。白喉外毒素毒性强烈，经血液循环散布到全身组织器官。

中医认为本病主要是感受疫毒时邪所致。但气候干燥，素体阴亏，肺胃伏热也是重要因素。白喉发病较急，病情也较复杂，且易发生变证，分为常证与变证。常证又分风热疫毒白喉、阴虚疫毒白喉、痰火疫毒白喉3种，变证则分疫毒损心和疫毒窜经2种。

【方一】银翘散加减

【出处】《温病条辨》

【组成】金银花12克，连翘9克，薄荷3克，牛蒡子9克，竹叶9克，芦根9克，桔梗9克，甘草6克，土牛膝6克，山豆根12克。

【功效】疏风清热，利咽解毒。

【方解】方中金银花、连翘清热解毒、辛凉透表为主药；辅以薄荷以辛散表邪、透热外出；竹叶清热除烦，芦根清热生津止渴，协助银、翘清热透表；桔梗、牛蒡子、甘草合用，以宣肺祛痰、清利咽喉，合为佐使药。诸药合用，既能透表，又能解毒。

【用法】水煎服，每日1剂。

【按语】不能拘泥"白喉忌表"，应按临床症候表现辨证施治。白喉多为燥邪、阳热疫毒，应以辛凉清解为宜，忌用辛温发散。伴咽喉干燥，舌红，苔黄者，用除瘟化毒汤加土牛膝。

【方二】养阴清肺汤加减

【出处】《重楼玉匙》

【组成】生地6克，麦冬6克，玄参5克，丹皮6克，白芍10克，川贝母3克，薄荷3克，甘草6克，土牛膝6克。

【功效】养阴清肺，利咽解毒。

【方解】方中生地、玄参养阴润燥清肺解毒

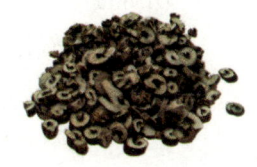

丹皮

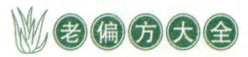

为主药；辅以麦冬、白芍助生地、玄参养阴清肺润燥，丹皮助生地、玄参凉血解毒而消痈肿；佐以川贝母润肺止咳，清化热痰，薄荷宣肺利咽；使以甘草泻火解毒，调和诸药。共奏养阴清肺解毒之功。

【用法】 水煎服，每日1剂。

【按语】 燥热郁甚，大便干燥者，加栝楼仁、火麻仁；热重口渴者，加天花粉、生石膏、淡竹叶、鲜芦根。

【方三】神仙活命饮加减

【出处】《女科万金方》

【组成】 龙胆草9克，玄参6克，黄柏9克，板蓝根9克，栝楼皮6克，生石膏9克，马兜铃6克，白芍6克，焦栀子6克，生地6克，川贝母6克，杏仁6克，胆南星3克，甘草6克，土牛膝3克。

【功效】 清热化痰，泻火解毒。

【方解】 龙胆草味苦性寒，泻肝胆实火，清下焦湿热；生地、玄参滋阴增液；板蓝根清热解毒；杏仁、川贝母止咳化痰；胆南星燥湿化痰，祛风止痉，消肿散结，止痛；马兜铃清肺降气，化痰止咳；生石膏、焦栀子清热泻火；栝楼皮行气除胀满，化痰开痹，清肺止咳。

【用法】 水煎服，每日1剂。

【按语】 腹胀便秘内有燥屎者，加大黄、芒硝；喉间痰涎、面唇发绀，烦躁不安，呼吸困难，胁肋凹陷，古代称"锁喉风"，急宜合用解毒雄黄丸化水调服，涌吐痰涎秽毒。津液耗伤明显者，苦寒之药宜轻用，中病即止。此证非常危急，应采用中西医综合治疗为好。若出现喉梗阻者，宜考虑气管切开，以救危急。

【方四】独参汤或人参注射液静脉缓注或滴入

【**出处**】《景岳全书》

【**组成**】大人参20～30克（去芦）。

【**功效**】益气养心，扶正复脉。

【**方解**】用于治疗元气欲脱，诸虚垂危之证。方用一味人参大补元气，能扶危救脱，单味应用，药简功专，为其配伍特点。临床应用以面色苍白、肢冷多汗、呼吸微弱、脉微欲绝，为其辨证要点。

【**用法**】研为粗末，加大枣5枚，水煎浓汁，顿服。

【**按语**】因白喉疫毒损心而引起的心阳虚衰，因此除有心阳虚衰的症状外，还要注意白喉症状的轻重，此时宜急则治标或攻补兼施。气阴两损，舌红少苔，脉细弱者，用生脉散加丹参，或用生脉散注射液益气救阴；肾阳虚衰，四肢冰凉，血压下降者，合参附龙牡救逆汤以回阳固脱；病情较缓者，用三甲复脉汤以益气养阴回阳。

十二、小儿麻痹症

　　小儿麻痹症是由脊髓灰质炎病毒引起的急性传染病，易侵犯中枢神经系统，其主要病变在脊髓灰质。典型的临床表现为发热（双峰热），肢体疼痛，进而出现非对称性弛缓性肢体瘫痪，严重者因病变损及延髓，导致呼吸麻痹而危及生命。

　　中医学认为病因为外感风湿热疫毒。风湿热疫邪由口鼻而入，初起病在肺胃，既见肺卫表证，又见气分热证，如发热有汗、头身疼痛、咳嗽流涕、恶心呕吐、腹泻腹痛等症，若机体抗邪有力，则邪去热解，不再深入。若病邪不解，则蕴遏肺胃，肺主气而朝百脉，胃主宗筋而

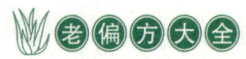

外合四肢肌肉，风湿热之邪自肺胃而流注经络，痹阻筋脉，因而发热再起，并见肢体疼痛，进而气血受阻，筋脉失养而肢体废而不用，形成瘫痪。日久，精血亏虚，肢体更失濡养，肌肉筋脉萎缩，弛缓不用，造成后遗症。

【方一】①甘露消毒丹合②葛根芩连汤加减

【出处】 ①《续名医类案》；②《伤寒论》

【组成】 葛根6克，金银花9克，滑石6克，黄芩9克，茵陈12克，石菖蒲3克，川贝、木通各6克，藿香6克，白豆蔻6克，连翘9克，薄荷3克，竹叶9克，射干6克，甘草6克，黄连6克，黄柏6克。

【功效】 疏风解表，清热利湿。

【方解】 滑石清热利湿而解暑；黄芩、茵陈、葛根、金银花、黄连、黄柏清热燥湿，泻火解毒；石菖蒲、藿香辟秽和中，宣湿浊之壅滞；白豆蔻芳香悦脾，令气畅而湿行；木通、竹叶清利湿热，导湿热从小便而去；连翘、射干、川贝、薄荷解毒利咽，散结消肿。

【用法】 水煎服，每日1剂。

【按语】 肺卫表郁重，则侧重解表宣肺，疏风通络；脾胃湿热重，则着重清热利湿，宣痹通络，总以驱邪为要。邪热偏胜者，加栀子、板蓝根、大青叶；肢体疼痛较著者，加忍冬藤、桑枝、桂枝、姜黄；汗多便秘者，加虎杖；头痛较剧者，加白芷、蔓荆子；恶心呕吐较著者，加竹茹、生姜。

【方二】越婢加术汤加味

【出处】《金匮要略》

【组成】 麻黄6克，生石膏9克，苍术6克，桂枝6克，知母9克，葛根6克，甘草6克。

【功效】 清热利湿，宣利通络。

【方解】 麻黄宣散肺气、发汗解表，"腰以上肿者，当发汗乃愈"；生石膏解肌清热；苍术燥湿；桂枝辛散温通；葛根、知母清热生津。该方主要作用在于宣肺发汗，兼以健脾化湿，通过宣肺行水、开发腠理达到利水消肿的目的。

【用法】 水煎服，每日1剂。

【按语】 瘫痪早期，适加蜈蚣、全蝎、红花、侧柏叶等搜风通络、活血解毒之品，有助于瘫痪的减轻和恢复；若呼吸气急，喉中痰鸣，唇发绀者，加莱菔子、苏子、麻黄、葶苈子；伴壮热神昏，四肢抽搐者，加石菖蒲、郁金、水牛角、羚羊角、钩藤、石决明，也可兼服安宫牛黄丸、紫雪丹。

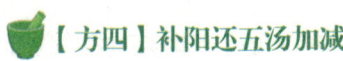

【方三】黄芪寄生汤

【出处】《中医儿科学》

【组成】 黄芪9克，桑寄生9克，生地黄9克，木瓜6克，白芍9克，山药9克，枳壳6克，柴胡6克，知母6克，黄柏9克，甘草6克。

【功效】 理脾通络，调和气血。

【方解】 方中黄芪大补元气为君药；桑寄生补益肝肾，强壮筋骨；白芍、生地黄养血活血；柴胡、枳壳疏肝理气；黄柏、知母清热解毒利湿；甘草调和诸药，又为使药。

【用法】 水煎服，每日1剂。

【按语】 本方配伍特点是以祛风寒湿药为主，辅以补肝肾、养气血之品，邪正兼顾，有祛邪不伤正，扶正不得碍邪之义。诸药相伍，使风寒湿邪俱除，气血充足，肝肾强健，痹痛得以缓解。

【方四】补阳还五汤加减

【出处】《医林改错》

【组成】黄芪9克，桃仁6克，红花6克，当归尾6克，赤芍9克，川芎6克，地龙3克，白僵蚕3克，蜈蚣1条，全蝎3克。

【功效】益气活血，祛痰通络。

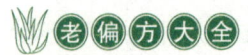

蜈蚣

【方解】黄芪益气固表，调和营卫，大补脾胃之元气；当归尾、赤芍、地龙、桃仁、红花、川芎活血化瘀通络；全蝎、蜈蚣、白僵蚕祛风止痛通络。全方共奏益气固表、调和营卫、活血化瘀、疏通经络、敛阴止汗之功。

【用法】水煎服，每日1剂。

【按语】此证（此期）虽是邪衰正虚，气虚血瘀，但热势刚退，恐湿热毒邪未尽，不可温补，宜补中寓消。湿热未尽者，合三妙丸；上肢瘫痪者，加桑枝、桂枝、桑寄生、五加皮；下肢瘫痪者，加木瓜、牛膝、独活；腰背部瘫痪者，加秦艽、桑寄生、续断、牛膝；舌红苔净少津，口干心烦，为阴液已伤，加沙参、麦冬、知母、黄柏；口眼歪斜者，加白附子、天麻、钩藤、秦艽、白芷。

十三、小儿暑温（流行性乙型脑炎）

小儿暑温是感受暑温邪毒引起的时行疾病。临床以高热、抽风、昏迷为主症，发病急骤，变化迅速，易出现内闭外脱、呼吸障碍等危象，重症病例往往留有后遗症，导致终生残疾。本病主要指西医学的流行性乙型脑炎。

中医学认为夏季暑邪当令，最易伤人，特别是小儿时期神祛气弱，气血未充，脏腑未坚，不能抗御暑邪，一旦被暑邪疫毒所侵，正不胜邪时，可猝然发病。

按温病学卫气营血传变规律辨证，由于病多急暴，传变迅速，若未现卫分症状已迅即出现气分营分证者，甚则径入营血者，其由卫入气，由气入营入血的界限较难辨析。因此，根据高热、昏迷、抽风等三大主症，结合小儿惊风的热、痰、风病机转归，掌握其相互之间的联系和区别，并抓住其急性期重在热证，后期可按痰、风两证型辨证施治。

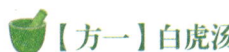

【方一】白虎汤

【出处】《伤寒论》

【组成】生石膏9克，知母9克，生甘草6克，粳米9克。

【功效】清热泻火，除烦止渴。

【方解】方中生石膏为君，取其辛甘大寒，辛能透热，寒能胜热，故能外解肌肤之热，内清肺胃之火，甘寒相合，又能除烦生津以止渴，可谓一举三得。配知母苦寒以清热泻火，质润以滋阴为臣；用生甘草、粳米护胃和中为佐，庶乎大寒之品，无伤脾胃之虞；生甘草调和诸药，兼作使药。

【用法】水煎服，每日1剂。

【按语】诸药配伍，共成清热生津，止渴除烦之剂，使其热清烦除，津生渴止，由邪热内盛所致之主症自解。无汗或少汗者，加香薷、大豆黄卷、薄荷；有汗者，加鲜竹叶、连翘、天花粉；便秘、苔老黄者，加生大黄。

【方二】龙胆泻肝汤

【出处】《医宗金鉴》

【组成】龙胆草12克，黄芩4克，栀子9克，泽泻9克，木通4克，车前子4克，当归4克，柴胡4克，甘草3克，生地黄18克。

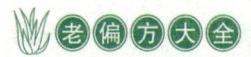

【功效】清肝胆实火，泻下焦湿热。

【方解】龙胆泻肝汤适用于痰火内扰证。龙胆草、栀子清泻心肝之痰火；生地、当归清热养阴；黄芩清热燥湿化痰；泽泻、车前子利尿清心，渗湿化痰。如虚烦不宁，舌绛无苔，为阴虚火旺，可加黄连、阿胶、鸡子黄、磁石清热滋阴，潜阳除烦。

【用法】水煎服，每日1剂。

【按语】深度昏迷者，可见苔厚腻，谓痰浊内蒙；出现狂躁不宁，苔多黄糙，证属痰火内扰。两者必须明确区别。

【方三】温胆汤

【出处】《外台秘要》

【组成】胆南星9克，竹沥6克，半夏5克，天竺黄6克，远志6克，石菖蒲6克。

【功效】豁痰开窍。

【方解】半夏和胃健脾，除湿化痰，下逆气止呕；竹沥辛淡甘寒，凉心缓脾，清胆和胃，止呕除烦；胆南星燥湿化痰，祛风解痉；天竺黄清热豁痰，定惊安神；远志祛痰，解郁；石菖蒲开窍，豁痰，理气，活血，散风，祛湿。

【用法】水煎服，每日1剂。

【按语】若狂躁不宁，嚎叫哭闹，精神异常，舌红、苔光者，属心阴不足，痰火内旺，宜用黄连、阿胶珠、生地黄、玄参、酸枣仁、柏子仁。

【方四】桂枝汤加黄芪、龙骨、牡蛎

【出处】《伤寒论》

【组成】桂枝6克，麻黄3克，芍药9克，甘草6克，黄芪9克，龙骨10克，牡蛎10克。

【**功效**】调和营卫，潜阳敛汗。

【**方解**】方中桂枝为君，助卫阳，通经络，解肌发表而祛在表之风邪。芍药为臣，益阴敛营，敛固外泄之营阴。桂、芍等量合用，一治卫强，一治营弱，散中有收，汗中寓补，使表邪得解，营卫调和。甘草调和药性，合桂枝辛甘化阳以实卫，合芍药酸甘化阴以和营，功兼佐使之用。黄芪益气；龙骨镇惊安神，敛汗固精，止血涩肠，生肌敛疮；牡蛎疏肝健脾，温阳祛寒利水。

【**用法**】水煎服，每日1剂。

【**按语**】综观本方发中有补，散中有收，邪正兼顾，阴阳并调，故而柯琴在《伤寒附翼》中赞桂枝汤"为仲景群方之冠，乃滋阴和阳，调和营卫，解肌发汗之总方也"。对本病不能见热治热，而犯虚虚之戒。

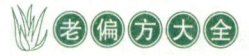

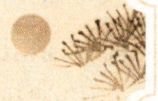

第四章　妇科疾病

一、月经先期

　　月经周期每月提前7天以上，甚至半月一行，连续2个周期以上者为"月经先期"。月经先期，现代医学称之为月经频发，多指月经周期短于21天。月经频发与卵泡期过短、卵泡发育迅速而致排卵提前有关，还与黄体功能不全及黄体过早萎缩有关，本病多见于生育期的妇女。

　　中医认为，本病主要由于平素嗜食辛辣油腻食物或郁怒伤肝，引动肝火，以致血分蕴热。因为冲为血海，任主胞胎，冲任两脉与月经密切相关。气虚则统摄无权，冲任失固；血热则流行散溢，以致血海不宁，均可使月经提前而至。月经先期量多者，为水火俱旺；先期量少者，为火旺而阴水枯竭。其后期量少者，固属血寒不足；后期量多者，则属血寒有余。

　　月经先期的治疗重在调整周期，使之恢复常度。按其症候属性或补或泻，或养或清。若虚中有实或实中有虚者，亦当注意养营安血，勿犯虚虚实实之戒。

【方一】补中益气汤

【出处】《脾胃论》

【组成】人参15克，生黄芪30克，炒白术15克，杭白芍9克，当归9克，陈皮4.5克，升麻9克，柴胡4.5克，炙甘草9克。

【**功效**】补脾益气，固冲摄血。

【**方解**】本方以人参、生黄芪益气为君；炒白术、炙甘草健脾补中为臣；当归补血，陈皮理气为佐；升麻、柴胡升阳为使。

【**用法**】水煎服，每日1剂。

【**按语**】全方共奏补中益气，升阳举陷，摄血归经之效，使月经自调。若经量过多，可酌加炒地榆、龙骨、牡蛎固涩止血。若气虚日久，导致阳虚，而见经色淡白、质清稀，小腹冷痛，脉沉迟者，可酌加盐炒小茴香、桂枝、淫羊藿、巴戟肉等温宫散寒、固冲止血之品。若气虚挟瘀可在益气化瘀前提下，酌加益母草、茜草、三七等。

【方二】清经散

【**出处**】《傅青主女科》

【**组成**】熟地15克，地骨皮15克，粉丹皮12克，杭白芍9克，黄柏9克，茯苓9克，生甘草4.5克。

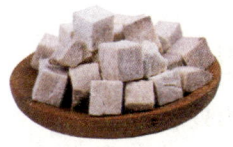

茯苓

【**功效**】清热凉血调经。

【**方解**】方中粉丹皮、黄柏清热泻火凉血；地骨皮、熟地清虚热而滋肾水；杭白芍养血敛阴；茯苓行水泻热。全方清热泻火，凉血敛阴，使热去则阴不伤，血安而经自调。

【**用法**】水煎服，每日1剂。

【**按语**】若大便燥结，心胸烦躁，面赤舌红，可去黄柏，酌加炒大黄，以清解阳明燥实。若血色紫红而稠黏，可酌加益母草、法半夏，化瘀祛湿。若经量过多，可去茯苓之渗利，以免伤阴，酌加炒地榆、茜草，凉血止血。

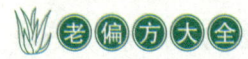

【方三】丹栀逍遥散

【出处】《内科摘要》

【组成】丹皮 12 克，栀子 9 克，柴胡 9 克，当归 9 克，白芍 12 克，茯苓 12 克，白术 12 克，薄荷 3 克，炙甘草 4.5 克。

【功效】舒肝清热，凉血调经。

【方解】方中丹皮、栀子、柴胡舒肝解郁，清热凉血；当归、白芍养血柔肝；白术、茯苓、炙甘草健脾补中；薄荷助柴胡舒达肝气。诸药合用，使肝气畅达，肝热得清，热清血宁，则经水如期。

【用法】水煎服，每日 1 剂。

【按语】经行不畅血块多者，加泽兰、丹参、益母草活血行滞。如少腹痛甚，可加炒金铃子、酒元胡，疏郁理气止痛。经量多者，去当归，因其香窜活血，性温，走而不守，故血热经多者用之不妥。

【方四】固阴煎

【出处】《景岳全书》

【组成】菟丝子 12 克，熟地 12 克，山萸肉 15 克，人参 9 克，山药 30 克，炙甘草 6 克，五味子 12 克，远志 9 克。

【功效】补益肾气，固冲调经。

【方解】方中菟丝子补肾益精气；熟地、山萸肉滋肾益精；人参、山药、炙甘草健脾益气，补后天养先天以固命门；五味子、远志交通心肾，使心气下通，以加强肾气固摄之力。

【用法】水煎服，每日 1 剂。

【按语】全方共奏补肾益气，固冲调经之效。腰脊酸痛或强痛者，酌加羌活、鹿角霜、金毛狗脊通达督脉。精血亏虚者，酌加枸杞、熟地、山萸肉等。

二、月经后期

　　月经周期延迟7天以上，甚至每隔四五十天一行，连续2个周期以上者，且经期和经量在正常范围，称"月经后期"，又称"经期延后""经迟"。如仅延期3~5天，且无其他不适者，不作月经后期论。若偶见一次，下次月经来潮仍然如期者，或青春期月经初潮后1年内，或围绝经期绝经前，周期时有延后，无其他症候者，亦不作病论。

　　月经后期现代医学称之为月经稀发。月经稀发是指月经周期超过40天的不规则子宫出血。月经稀发既可发生在有排卵性月经周期中，也可发生在无排卵性月经周期中。发生于前者，多因为卵泡发育成熟时间延长，这与甲状腺功能不足，新陈代谢过低，使得卵巢不能按时排卵有关；发生于后者，则是由于下丘脑－垂体－卵巢轴的功能失调，排卵功能受到抑制，卵泡发育不良而致月经周期延长。

【方一】当归地黄饮

【出处】《景岳全书》

【组成】当归15克，熟地120克，山萸肉15克，山药10克，杜仲10克，怀牛膝10克，甘草6克。

【功效】补肾养血调经。

【方解】方中以当归、熟地、山萸肉养血益精；山药、杜仲补肾气以固命门；怀牛膝强腰膝，通经血，使补中有行；甘草调和诸药。全方重在补益肾气，益精养血。

【用法】水煎服，每日1剂。

【按语】若肾气不足，日久伤阳，症见腰膝酸冷者，可酌加菟丝子、巴戟天、仙灵脾、杜仲等以温肾阳，强腰膝。带下量多者，酌加鹿角霜、金樱子温肾固涩止带。

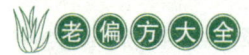

【方二】归地滋血汤

【出处】《中医妇科治疗学》

【组成】当归20克，熟地30克，鹿角霜12克，党参10克，白术20克，桑寄生12克，枸杞15克，山茱萸12克，香附10克。

【功效】滋肾益精，养血调经。

【方解】方中当归、熟地、枸杞补肝肾，养血，益阴；鹿角霜、山茱萸温肾阳，益精血；党参、白术补气健脾，益生化之源；桑寄生补肝肾，强筋骨，治腰膝酸软；香附疏达气机，使诸药补而不滞。

【用法】水煎服，每日1剂。

【按语】全方以补肝肾，益精血为主，佐以益气健脾，有气血双补之效，故宜于血虚月经后期而兼见气虚者。

【方三】温经汤

【出处】《金匮要略》

【组成】当归12克，吴茱萸12克，桂枝9克，白芍20克，川芎12克，生姜6克，丹皮12克，法半夏9克，麦冬10克，人参9克，阿胶11克，甘草6克。

【功效】扶阳祛寒调经。

【方解】方中吴茱萸、桂枝温经散寒暖宫，通利血脉；当归、川芎、白芍、阿胶养血活血调经；丹皮祛瘀；麦冬、法半夏、生姜润燥降逆和胃；人参、甘草补气和中。

【用法】水煎服，每日1剂。

【按语】全方寒热虚实并用，而以温经散寒，养血祛瘀调经为主。古人誉本方为调经之祖方；若阳虚甚，症见形寒肢冷，腰膝冷痛者，酌加补骨脂、巴戟天、仙灵脾等以温肾助阳。

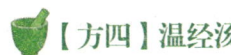【方四】温经汤

【出处】《妇人大全良方》

【组成】当归20克，川芎15克，芍药12克，桂心6克，莪术6克，牡丹皮10克，人参9克，牛膝12克，甘草（炒）6克。

【功效】温经散寒，通脉止痛。

【方解】方中桂心温经散寒通血脉而止痛；当归补血调经，又能活血止痛；川芎活血行气；人参补气扶正，助桂、归、芎宣通阳气而散寒邪；莪术、丹皮、牛膝活血散瘀；芍药、甘草缓急止痛。

【用法】水煎服，每日1剂。

【按语】全方有益气通阳，温经散寒，活血祛瘀之效。故宜于寒气客于血室，以致血气凝滞，脐腹作痛之证。今用以治寒凝血瘀，月经后期，小腹冷痛拒按，兼见气短神疲者，亦取其益气通阳、温经活血之力，如腹痛甚者酌加蒲黄、五灵脂或延胡索以化瘀止痛，经量过多者去莪术、牛膝之破血祛瘀，加炮姜炭、焦艾叶以温经止血。

【方五】疏肝解郁汤

【出处】《中医妇科治疗学》

【组成】香附12克，青皮12克，柴胡15克，郁金3克，丹参9克，川芎9克，泽兰6克，延胡索15克，金铃炭9克。

【功效】疏肝理气，活血止痛。

【方解】方中香附、青皮、柴胡、郁金解郁行气疏肝；丹参、川芎、泽兰活血化瘀；延胡索行气活血止痛；金铃炭行气止痛兼能清热。

【用法】水煎服，每日1剂。

【按语】诸药合用，有行气活血止痛之效，故宜于痛经证见月经量少，

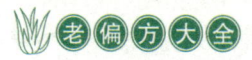

行而不畅，脘胁胀满，矢气即舒等气郁血滞之证而兼有微热者。月经后期量少、有块，小腹胀痛，胸胁胀满为气郁血滞。经血红，舌质红，苔微黄为郁已化热。脉弦涩，为气郁血滞之证。故亦属气郁血滞化热之证，宜用此方加黄芩、山栀。经量多者去川芎之辛温活血，加益母草、茜草炭、炒地榆以清热止血。

三、月经衍期

月经不按周期来潮，提前或错后超过7天，连续3个周期以上者称"月经先后无定期"，亦称"经行先后无定期"。本病以月经周期紊乱为临床特征，可连续两三个周期提前又出现一次后退，亦可能两三个周期推后又见一次提前，没有一定规律，故又称为"经乱"。

月经先后不定期与下丘脑–垂体–卵巢轴功能失调直接有关。当体内促卵泡生成激素与促黄体生成激素的比例失调，或下丘脑分泌的黄体生成激素释放激素受到抑制，月经中期的黄体生成激素高峰消失，则表现为月经后期。若卵泡发育不良，雌激素分泌不足，则表现为月经提前。

中医认为，气血失调，冲任功能紊乱，血海蓄溢失常是造成本病的主要病机，其病因多由肝气瘀滞或肾气虚衰所致，而以肝郁为主。肝为肾之子，肝气郁滞，疏泄失调，子病及母，使肾气的闭藏失司，故常发展为肝肾同病。

本病治法贵在调理气血、冲任，从而达到调整月经周期。治疗应按病性的虚实寒热或补、或疏、或温、或清。肾气亏虚者补之固之，肝郁气滞者疏之调之，脾气虚弱者益之健之。气血和，冲任调，则经自如期。

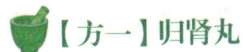

【方一】归肾丸

【出处】《金匮要略》

【组成】 熟地15克，山萸肉12克，山药20克，茯苓12克，当归12克，枸杞子12克，杜仲12克，菟丝子12克。

【功效】 补益肾气，调固冲任。

【方解】 方中重用熟地，以滋肾阴，益精髓；山药、枸杞子、山萸肉滋肾益肝，助熟地滋肾补肝填精之力；当归补血养肝；菟丝子、杜仲补肝肾、强筋骨；山药健胃补脾；茯苓健脾渗湿；枸杞子、菟丝子益精明目。诸药合用，共奏滋补肝肾、益精养血之功。

【用法】 水煎服，每日1剂。

【按语】 适用于肾气亏虚，月经先后无定期，量少、色淡、质清，兼见头晕耳鸣，腰酸软，小便频数或清长，舌淡脉细弱者。

【方二】右归丸

【出处】《景岳全书》

【组成】 熟地24克，山药12克，菟丝子12克，鹿角胶12克，杜仲12克，山萸肉9克，枸杞子9克，当归9克，制附子6克，肉桂6克。

【功效】 温肾壮阳，补冲调经。

【方解】 方中归肾丸补肾气，去茯苓之渗利。加鹿角胶补肾阳，益精血；制附子温补肾阳，益命门之火；肉桂温脾肾之阳，益火消阴。全方温肾阳，益精血，兼能温冲调经。故宜于肾阳虚封藏失司，而月经先后无定者。

【用法】 水煎服，每日1剂。

【按语】 如经量过多者去当归、肉桂之通利血脉，加补骨脂、焦艾叶温经止血。若大便溏泻者去当归之润肠，鹿角胶之滋腻，加补骨

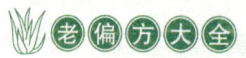

脂、肉豆蔻补肾助阳，温脾止泻。食少腹胀者加砂仁和中醒脾。夜间尿多者加乌药、益智仁温肾缩小便。白带清稀量多者加金樱子、生牡蛎固涩止带。

【方三】逍遥散

【出处】《太平惠民和剂局方》

【组成】 柴胡15克，当归9克，白芍9克，白术12克，茯苓9克，甘草6克，煨姜3片，薄荷3克。

【功效】 疏肝解郁，养血调冲。

【方解】 方中当归、白芍养血柔肝；茯苓、白术、甘草培补脾土。加薄荷少许以强疏散条达之功，煨姜配归、芍以调气血。诸药合用，共奏疏肝解郁，补脾养血之功，故主肝郁血虚，脾土不和之证。用以治肝气失调之月经先后无定期，亦取其疏肝解郁养血之意。

【用法】 水煎服，每日1剂。

【按语】 如兼见脘闷纳呆者，加厚朴、陈皮理气和胃。气滞血滞，经来有块，小腹胀痛，加延胡索、丹参、炒蒲黄、五灵脂等行滞活血止痛。肝郁化热，经量增多，色红，质稠者去当归、煨姜之辛温行血，加丹皮、栀子、茜草炭、贯众炭清热止血。肝阳偏亢，并见头目眩晕，舌红口干者，原方去煨姜、薄荷等辛散之品，酌加钩藤、菊花、石决明等平肝潜阳。

【方四】定经汤

【出处】《傅青主女科》

【组成】 菟丝子（酒炒）15克，白芍（酒炒）12克，当归（酒洗）9克，熟地黄15克，山药（炒）12克，白茯苓12克，

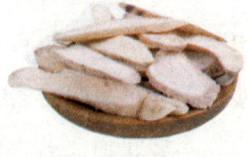

白芍

荆芥穗（炒黑）9克，柴胡12克。

【功效】疏肝养血，补肾调经。

【方解】方中柴胡、荆芥穗疏肝解郁；当归、白芍养血柔肝；菟丝子、熟地黄、山药补肾气、益精血；白茯苓健脾行水。

【用法】水煎服，每日1剂。

【按语】全方重在舒肝郁以解肾郁，补肾精以生肝血，使肝肾之气舒而精血旺，则经水自有定期。今用治肝郁月经先后无定期，兼见腰酸软，精神疲惫，或经量减少等肝肾同病者颇为相宜。

四、经期延长

月经周期正常，经期超过了7天以上，甚或2周方净者，称为"经期延长"，又称"经事延长"。本病相当于西医学排卵型功能失调性子宫出血病的黄体萎缩不全者、盆腔炎症、子宫内膜炎等引起的经期延长。宫内节育器和输卵管结扎后引起的经期延长也按本病治疗。

中医认为，本病发病机制主要是冲任不固，经血失于制约而致。常见的分型有气虚、虚热和血瘀。

本病以经期延长而月经周期正常为辨证要点。治疗以固冲调经为大法，气虚者重在补气升提，阴虚血热者重在养阴清热，瘀血阻滞者以通为止，不可概投固涩之剂。

【方一】举元煎加阿胶、艾叶、乌贼骨

【出处】《景岳全书》

【组成】人参9克，黄芪15克，白术12克，炙甘草6克，升麻6克，阿胶11克，艾叶12克，乌贼骨12克。

【功效】补气升提，固冲调经。

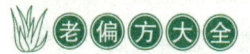

【方解】方中人参、白术、黄芪、炙甘草补气健脾摄血；升麻升举中气；
阿胶养血止血；艾叶暖宫止血；乌贼骨固冲止血。全方共奏补
气升提，固冲止血之效。

【用法】水煎服，每日1剂。

【按语】若经量多者，酌加生牡蛎、五味子、棕榈炭；伴有经行腹痛，
经血有块者，酌加三七、茜草根、血余炭；兼血虚者，症见头
晕心悸，失眠多梦，酌加制首乌、龙眼肉、熟地。

【方二】清血养阴汤

【出处】《妇科临床手册》

【组成】生地15克，丹皮12克，白芍12克，玄参12克，黄柏12克，女
贞子15克，旱莲草12克。

【功效】养阴清热，凉血调经。

【方解】方中黄柏、丹皮清热凉血；生地、玄参、旱莲草滋阴凉血止血；
女贞子滋肾阴；白芍敛肝阴。全方共奏滋阴清热，凉血调经之
效。

【用法】水煎服，每日1剂。

【按语】若月经量少者，酌加熟地、丹参；潮热不退者，酌加白薇、地
骨皮。

【方三】棕蒲散

【出处】《陈素庵妇科补解》

【组成】棕榈炭12克，蒲黄炭9克，归身9克，炒白芍12克，川芎9克，
生地12克，丹皮12克，秦艽9克，泽兰12克，杜仲12克。

【功效】活血祛瘀，固冲调经。

【方解】方中归身、川芎、泽兰活血祛瘀；丹皮、生地、炒白芍凉血和
阴，清泄血分之热；秦艽、杜仲壮腰补肾，固摄冲任；蒲黄

炭、棕榈炭活血止血。

【用法】水煎服，每日1剂。

【按语】全方活血祛瘀，凉血止血，故月经可调。

五、痛经

妇女在月经期或行经前后小腹剧烈疼痛，或伴腰骶部疼痛及其他症状，严重者可出现呕吐、面色苍白、手足厥冷等症，并随月经周期发作，影响日常工作和生活者，称为"痛经"或"经行腹痛"。

痛经分为原发、继发2类，原发性痛经多源于功能性原因，继发性痛经多系器质性病变所为。原发性痛经的病因有内分泌因素，有子宫因素，也有精神因素。

关于痛经的病因病机，中医认为，痛经有情志所伤、起居不慎或六淫为害等不同病因，并与素体及经期、经期前后特殊的生理环境有关。在上述致病因素的影响下，气血运行不畅，冲任胞脉受阻，月经排出困难，不通则痛。其病位在冲任、胞宫，变化在气血，表现为痛症。其随月经周期发作，与经期冲任气血变化有关。

痛经的治疗，当以调理冲任气血为主，又须根据不同证型，或行气，或活血，或散寒，或清热，或补虚，或泻实。经期调血止痛治标，平时辨证求因治本，并结合素体情况，或调肝，或益肾，或扶脾，使气血流通，经血畅行。

【方一】膈下逐瘀汤

【出处】《医林改错》

【组成】当归12克，川芎12克，赤芍15克，桃仁12克，红花9克，枳壳9克，延胡索12克，五灵脂9克，丹皮12克，乌药9克，香

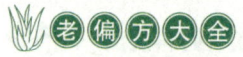

附12克，甘草6克。

【功效】理气化瘀止痛。

【方解】方中以枳壳、乌药、香附理气调肝止痛；当归、川芎养血柔肝、调血止痛；赤芍、桃仁、丹皮活血祛瘀；延胡索、五灵脂止痛化瘀；甘草调和诸药缓急止痛。共奏理气化瘀止痛之效。

【用法】水煎服，每日1剂。

【按语】肝气夹冲气犯胃，痛而恶心、呕吐者，加吴茱萸、法半夏、陈皮和胃降逆。小腹胀坠或二阴胀坠不适，加柴胡、升麻行气升阳。郁而化热，心烦口苦、舌红苔黄、脉数者，加栀子、黄柏、夏枯草。

【方二】当归四逆汤

【出处】《伤寒论》

【组成】当归12克，白芍12克，桂枝6克，细辛1.5克，木通9克，大枣3枚，甘草6克。

【功效】温经散寒止痛。

【方解】本证借用此方，以其能除厥阴虚寒而止痛。方中桂枝、细辛温经散寒止痛，大枣、甘草和中调营，佐以木通疏通脉络。

【用法】水煎服，每日1剂。

【按语】诸药合用，温而不燥，补而不滞，共奏温经通脉之效，使阴血充，客寒除，阳气振，经脉通。

【方三】芍药汤

【出处】《素问病机气宜保命集》

【组成】芍药15克，甘草6克，木香12克，槟榔9克，肉桂3克，当归12克，黄芩12克，黄连9克，大黄6克。

【功效】行气止痛，和血调经。

【方解】本方用此以芍药、甘草缓急止痛；木香、槟榔行气止痛；肉桂
　　　　（小量）、当归和血调血止痛；黄芩、黄连清热燥湿；大黄导滞
　　　　泻热。

【用法】水煎服，每日1剂。

【按语】本方原为治湿热痢方，用治湿热痛经亦颇相宜。诸药共奏清热
　　　　解毒、消瘀之功。

【方四】益肾调经汤

【出处】《中医妇科治疗学》

【组成】巴戟12克，熟地15克，续断12克，
　　　　杜仲12克，当归9克，白芍12克，
　　　　台乌9克，焦艾12克，益母草9克。

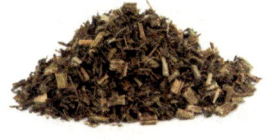

益母草

【功效】补肾益精，活血调经。

【方解】方中巴戟、杜仲、续断补肾；熟地益
　　　　精养血；当归、白芍养血柔肝；焦艾、台乌温宫理气止痛；益
　　　　母草活血调经。

【用法】水煎服，每日1剂。

【按语】兼胸胁胀者，酌加川楝子、郁金。眼花、苔薄黄者，用调肝汤
　　　　加菊花、丹皮、赤芍。潮热者酌加鳖甲、青蒿、地骨皮。小腹
　　　　空冷者，用益肾调经汤去益母草，酌加附片。

六、闭经

　　女子年逾18周岁月经尚未初潮，或已行经而又中断达3个月以上
者，称为闭经。有的少女初潮后一段时间内有停经现象，及更年期的
停经及绝经，妊娠期或哺乳期暂时性的停经现象等，属生理现象，不

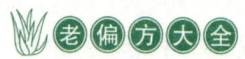
作闭经论。由于生活环境的突然改变,偶见一两次月经不潮,又无其他不适者,亦不作病论。

闭经分为原发性和继发性2类,其病变可发生在下生殖道或子宫、卵巢、垂体、下丘脑及中枢神经等部位,也有因肾上腺病变而引起的。多数先天性异常所致的闭经被列入原发性闭经,继发性闭经则由获得性疾病引起。

凡引起脏腑功能失常,气血失调,以致肾、天癸、冲任、胞宫任何一个环节发生功能失调或器质性病损都可导致闭经。先天肾气未充,天癸未至或迟至,乃至冲脉不盛,任脉未通,故月经不潮;或因后天肾气受损,或因气血虚弱,冲任虚损;或因情志伤肝,气滞血瘀,冲任阻隔;或因痰湿,脂膜壅阻冲任,经隧受阻。闭经的发病机制可分为虚实2类,虚者血海空虚,无血可下;实者经隧阻隔,经水不行。

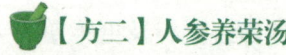【方一】归肾丸

【出处】《景岳全书》

【组成】熟地15克,山药15克,山萸肉12克,茯苓12克,当归12克,枸杞12克,杜仲12克,菟丝子9克,鸡血藤12克,何首乌9克。

【功效】补肾养肝调经。

【方解】本方以补肾气、益精血、调肝脾为主,加鸡血藤、何首乌以增强补血之效。肾气得充,肝血和调,化源充足,冲任得养,血海渐盈,则月经可望复常。

【用法】水煎服,每日1剂。

【按语】若见畏寒肢冷,腰痛如折,面色晦暗,大便溏薄,宜加巴戟天、仙茅、补骨脂以温肾壮阳调冲;夜寐多梦,加夜交藤、五味子。

【方二】人参养荣汤

【出处】《太平惠民和剂局方》

【**组成**】人参9克，黄芪15克，煨白术12克，
茯苓12克，远志9克，陈皮12克，
五味子12克，当归12克，白芍12克，
熟地12克，桂心6克，炙甘草6克。

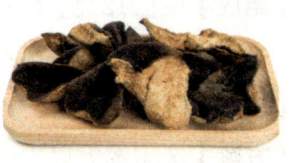

陈皮

【**功效**】补气养血调经。

【**方解**】方中人参大补元气，配以黄芪、煨白术、茯苓、陈皮、炙甘草
补益中气；当归、白芍、熟地养血调经；五味子益气养心；远
志宁心安神；桂心温阳和营。

【**用法**】水煎服，每日1剂。

【**按语**】全方补气生血养营，以益生发之气，阳生阴长，精充血旺，则
经行如常。

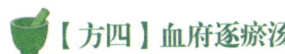【**方三**】补肾地黄丸

【**出处**】《陈素庵妇科补解》

【**组成**】熟地12克，枣皮12克，山药9克，茯苓12克，丹皮9克，桑螵
蛸9克，泽泻12克，知母12克，黄柏9克，玄参12克，龟板9克，
麦冬12克，竹叶9克，远志9克，枣仁30克。

【**功效**】滋阴清肺，清热调经。

【**方解**】此方以知柏地黄丸滋养肾水除虚劳，配玄参、龟板、桑螵蛸滋
阴敛汗；麦冬、竹叶润肺清虚热；远志、枣仁养心安神。全方
能益水源而降浮热。

【**用法**】水煎服，每日1剂。

【**按语**】若虚烦潮热甚者，加青蒿、鳖甲。兼咳嗽、唾血者酌加五味
子、百合、川贝母、阿胶。

【**方四**】血府逐瘀汤

【**出处**】《医林改错》

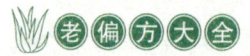

【组成】桃仁12克，红花12克，当归6克，生地15克，川芎9克，赤芍12克，牛膝6克，桔梗12克，柴胡12克，枳壳6克，甘草6克。

【功效】理气活血，祛瘀通经。

【方解】选用本方以方中桃红四物汤活血祛瘀；牛膝引血通经；柴胡、枳壳疏肝理气；桔梗开胸宣气；甘草和中。

【用法】水煎服，每日1剂。

【按语】诸药合用，既有活血化瘀养血之功，又有理气解郁之效，使气血流畅，冲任瘀血消散，经闭得通，则诸症可除。

【方五】丹溪痰湿方

【出处】《丹溪心法》

【组成】苍术12克，白术12克，半夏6克，茯苓12克，滑石12克，香附12克，川芎9克，当归9克。

【功效】燥湿化痰，活血通经。

【方解】方中苍术、白术、半夏、茯苓健脾燥湿化痰；滑石利水渗湿，湿去则痰不生；香附理气行滞；当归、川芎养血活血。

【用法】水煎服，每日1剂。

【按语】若痰湿化热，带下色黄，苔黄腻者，加黄连、黄芩。若呕恶，满闷者，加厚朴、竹茹。

七、崩漏

崩漏是指妇女在非行经期间阴道大量出血或持续淋漓不断，相当于西医的"功能不良性子宫出血"，简称"功血"，是最常见的月经疾病之一。本病系由内分泌失调所引起的子宫异常出血，由于诊查无器质性病变，认为是功能性失调而得名。

崩与漏在症状及程度上有所不同。崩出血量多，来势急，病情重；漏则出血量少，淋漓不断，来势较缓，病情较轻，但二者在发病过程中可相互转化。因此，崩与漏是一种疾病的两种不同表现，"崩为漏之甚，漏为崩之渐"，故临床统称为崩漏。

关于本病病机，《素问·阴阳别论》谓："阴虚阳搏谓之崩。"《诸病源候论》概括其病机为损伤冲任，《血证论》则云："崩漏者，非经期而下血之谓也。少者名曰漏下，多则名曰血崩……古为崩中，谓血乃中州脾土所统摄，脾不统血，是以崩溃，故曰崩中。示人治崩必治中州也。"提出崩漏论治当需重脾的见解。《丹溪心法附余》将治法归纳总结为塞流、澄源、复旧的治崩大法。

【方一】保阴煎

【出处】《景岳全书》

【组成】生地15克，熟地12克，芍药12克，山药12克，续断12克，黄芩15克，黄柏12克，生甘草3克。

【功效】滋阴清热，固冲止血。

【方解】生地养阴凉血止血；熟地滋肾水益真阴；芍药配地黄养血敛阴；山药益肾固精；续断补肝肾固冲止血；黄柏制相火，退虚热；黄芩清热泻火止血；生甘草调和诸药。

【用法】水煎服，每日1剂。

【按语】本方可加生脉散益气滋阴敛血，阿胶养血止血；若血久不止，气血亏损，症见面色苍白，气短倦卧，心悸头昏，血色淡而质清者，为气血俱虚之象，方中加黄芪、枸杞、首乌。

【方二】清热固经汤

【出处】《简明中医妇科学》

【组成】生黄芩12克，焦栀子9克，大生地12克，地骨皮12克，地榆

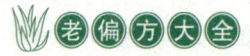

12克，阿胶（烊化）11克，生藕节15克，陈棕炭12克，炙龟
板9克，牡蛎9克，粉生甘草6克。

【功效】泻热凉血，止血调经。

【方解】本方以生黄芩、焦栀子泻火清热止血；地榆、生藕节清热止血；
生地、地骨皮清热凉血；阿胶养血止血；炙龟板、牡蛎育阴敛
血；陈棕炭收涩止血。全方泻热于滋阴之中，体现了实热崩漏
的功效特点。

【用法】水煎服，每日1剂。

【按语】全方诸药各司其职，集清热、泻火、凉血、育阴、祛瘀、胶固、
炭涩、镇潜、补任、固冲多种止血法于一方之中，能收清热凉
血，固冲止血之功。

【方三】右归丸

【出处】《金匮要略》

【组成】制附子6克，肉桂3克，熟地12克，山药12克，山萸肉12克，
枸杞12克，菟丝子15克，鹿角胶12克，当归6克，杜仲12克。

【功效】温肾固冲，止血调经。

【方解】本方以制附子温补命门之火以强壮肾气；杜仲、菟丝子温补肾
阳；鹿角胶温肾气、养精血、固冲任；熟地、山萸肉、枸杞补
养精血；山药补脾固气。

【用法】水煎服，每日1剂。

【按语】临床可加黄芪补气摄血，覆盆子、赤石脂固肾涩血。肉桂宣通
血脉，当归辛温行血，出血期宜去之。

【方四】补肾调经汤

【出处】《新中医》

【组成】熟地12克，制首乌12克，枸杞20克，黄精15克，桑寄生12克，

鹿角霜12克，金樱子9克，菟丝子12克，续断12克，党参15克，白术12克，甘草9克。

【功效】滋肾养血，固冲摄血。

【方解】方中熟地、制首乌、枸杞、黄精、桑寄生、鹿角霜滋肝肾、养精血、益冲任；金樱子、菟丝子、续断补肾气、固冲任；党参、白术、甘草补气摄血固冲。

【用法】水煎服，每日1剂。

【按语】若肝阴失养，症见咽干、眩晕者，加夏枯草、生牡蛎、元参；若心阴不足，症见心烦、眠差者，加五味子、夜交藤。

【方五】固本止崩汤

【出处】《傅青主女科》

【组成】人参9克，黄芪20克，白术15克，熟地12克，当归6克，黑姜6克。

【功效】补气摄血，养血调经。

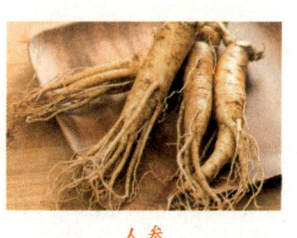

人参

【方解】方中人参、白术、黄芪补气培元，固冲摄血；熟地滋阴养血；黑姜温中止血；当归药性温行，故暂不用。

【用法】水煎服，每日1剂。

【按语】全方气血两补，使气壮固本以摄血，血生配气以涵阳。气充而血沛，阳生而阴长，冲脉得固，血崩自止。气虚运血无力易于停留成瘀，常加田七、益母草或失笑散化瘀止血。

【方六】四物汤合失笑散加三七粉、茜草炭、乌贼骨

【出处】《太平惠民和剂局方》

【组成】熟地12克，当归12克，川芎12克，芍药9克，蒲黄9克（冲服），五灵脂9克，三七粉5克（冲），茜草炭12克，乌贼骨20克。

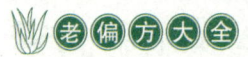

【功效】活血化瘀，止血调经。

【方解】方中四物养血和血调经，失笑散活血化瘀止血，三七粉、茜草炭化瘀止血，乌贼骨涩血而不滞瘀。共奏活血化瘀、止血调经之效。

【用法】水煎服，每日1剂。

【按语】若兼气滞者，症见胁腹胀甚，上方加炒川楝子、香附；久漏不净加桃仁、红花、益母草；崩下不止，去当归、川芎，加党参、仙鹤草、益母草；瘀而化热，症见口干苦，血色红而量多，苔薄者，加仙鹤草、地榆、茜草、夏枯草。

八、带下病

带下病是指带下量明显增多或减少，色、质、气味发生异常，或伴有全身或局部症状者。带下明显增多者称为带下过多，带下明显减少者称为带下过少。在某些生理性情况下也可出现带下量增多或减少，如妇女在月经期前后、排卵期、妊娠期带下量增多而无其他不适者，为生理性带下；绝经前后白带减少而无明显不适者均不作病论。

"带下"有狭义和广义之分，狭义带下又有生理与病理之分。本章所讨论的是狭义的病理性带下。带下病以带下的量增多或色、质、气味的异常为其主症。病因不同，表现的量、色、质、气味亦有所异。临床常见带下色白或白如米泔，或白如痰浊；色黄或黄绿如脓；色赤白相兼，或杂色混浊。带质或清稀，或稠黏，或无臭，或腥臭，或秽臭，或腐败恶臭，常伴见不同的全身或局部症状，如小腹痛、腰骶痛、发热，局部发痒或坠痛、肿胀等。

【方一】参苓白术散

【**出处**】《太平惠民和剂局方》

【**组成**】人参9克，白术12克，扁豆24克，茯苓12克，甘草9克，山药
　　　　12克，莲肉24克，桔梗12克，薏苡仁12克，砂仁24克。

【**功效**】健脾除湿，益气止带。

【**方解**】人参、白术、扁豆健脾益气；薏苡仁、茯苓健脾除湿；山药健
　　　　脾补肾；莲肉补脾；桔梗宣肺，通调水道；砂仁健脾胃除湿。

【**用法**】水煎服，每日1剂。

【**按语**】本方用治带下病，有淡渗实脾除湿之效，脾健湿运，任带健固
　　　　则带病自愈。若症见带多色白，质清稀，腰痛，肢冷为脾虚及
　　　　肾，可酌加续断、鹿角霜、覆盆子、金樱子等温补肾阳、固涩
　　　　止带之品。症兼少腹两侧疼痛，胁痛，乳胀，脉弦者，为脾虚
　　　　肝乘之征象，常可转化为肝热脾湿，宜加川楝、香附以疏肝；
　　　　丹皮、鱼腥草以防肝郁化热。

【方二】金锁固精丸

【**出处**】《医方集解》

【**组成**】沙苑子18克，芡实12克，莲须6克，龙骨15克，牡蛎15克。

【**功效**】补脾固肾，收涩固带。

【**方解**】本方原为治男子肾虚精滑之剂，借以治女子肾虚精关不固、带
　　　　液下滑，亦取其补肾固精之效。方中沙苑子补肾益精；芡实、
　　　　莲须收涩补脾固肾；牡蛎收涩固带。全方涩精秘气、止滑脱、
　　　　固任带以收功。

【**用法**】莲子粉糊为丸，盐汤下。

【**按语**】带下清冷如水，形寒畏冷，小腹冷坠者，加附片补命门之火，
　　　　并能散寒除湿。肾虚脾阳失煦，症见纳呆便溏，加附片、干

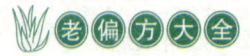

姜。老年患者经妇科检查无病理性变化，白带量多如崩者，常配伍紫河车、秦艽、甘草，可收减少带量之效。

【方三】知柏地黄丸

【出处】《医宗金鉴》

【组成】熟地12克，山萸肉12克，山药30克，丹皮12克，茯苓30克，泽泻12克，知母24克，黄柏24克。

【功效】滋阴泻火。

【方解】方中熟地滋阴补肾，益精生血；山萸肉温补肝肾，收涩精气；山药健脾滋肾，涩精止泻；泽泻清泻肾火；丹皮清肝泻火；茯苓健脾利湿；知母、黄柏清热泻火滋阴。

【用法】水煎服，每日1剂。

【按语】失眠多梦者加柏子仁、酸枣仁；咽干口燥甚者加沙参、麦冬；五心烦热甚者，加地骨皮、银柴胡；头晕目眩者加女贞子、旱莲草、白菊花、钩藤；舌苔厚腻者，加薏苡仁、扁豆、车前草。

【方四】龙胆泻肝汤

【出处】《医方集解》

【组成】龙胆草24克，黄芩12克，栀子12克，泽泻12克，木通12克，车前子15克，当归12克，柴胡12克，甘草9克，生地12克。

【功效】清热利湿，除湿止带。

【方解】本方用于湿热带下证。以龙胆草泻实热；柴胡平肝热；黄芩、栀子清三焦之热；泽泻、木通利湿邪；当归、生地养血益肝使泻实而不伤阴；甘草缓中养胃气。诸药合用，共奏清热除湿止带之功。

【用法】水煎服，每日1剂。

【按语】 肝热侮脾，脾虚生湿，蕴结为湿热者，常兼纳呆、腹胀、乳胀，可加厚朴、藿香、苍术、青皮以宽中理气化浊。伴少腹疼痛加川楝、延胡。低热起伏者，加青蒿、银柴胡。并见痛经、月经过多、经期延长、阴痒、阴吹者，当参照有关章节处理。

九、妊娠腹痛

妊娠期因胞脉阻滞或失养，气血运行不畅而发生小腹疼痛者，称为"妊娠腹痛"，亦称为"胞阻""痛胎""胎痛""妊娠小腹痛"。妊娠腹痛是孕期常见病，若不伴有下血症状，一般预后良好。若痛久不止，病势日进，也可损伤胎元，甚则发展为堕胎、小产。

本病的发病机制主要是血虚、气郁、虚寒等，以致胞脉受阻或胞脉失养，气血运行不畅，因而发生腹痛。其病变仅在胞脉，尚未损及胎元，但严重时亦可因胞脉阻滞，血脉不通，胞胎失养而影响胎元。血虚素体气血虚弱，妊娠以后血聚养胎，阴血益虚，气血运行无力，胞脉失养，因而腹痛；气郁素性忧郁，孕后血以养胎，肝血偏虚，肝气失于条达，血海气机失调，胞脉阻滞，气血不畅，以致腹痛；虚寒素体阳虚，孕后胞脉失于温煦，有碍气血畅行，因而发生腹痛。

辨证主要根据腹痛的性质和程度，结合兼症及舌脉特点辨其虚实。本病治法以调理气血为主，使胞脉气血畅通，则其痛自止。

【方一】当归芍药散去泽泻加党参

【出处】《金匮要略》

【组成】 当归12克，白芍15克，川芎12克，白术12克，茯苓20克，泽泻15克。

【功效】 补血养血，止痛安胎。

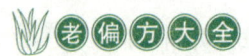

【方解】方中当归、川芎养血活血，行血中之滞；白芍养血敛阴，缓急
　　　　止痛；白术、茯苓健脾益气，以资生化之源。全方使气充而血
　　　　沛，气血运行调畅，以收胎安痛止之效。

【用法】水煎服，每日1剂。

【按语】若血虚甚者，酌加枸杞子、制首乌、菟丝子滋肾养血，濡养胞
　　　　脉；心悸失眠者，酌加酸枣仁、龙眼肉、五味子养血宁心安
　　　　神。

【方二】胶艾汤

【出处】《金匮要略》

【组成】阿胶（烊化）12克，艾叶15克，当
　　　　归12克，川芎12克，白芍12克，干
　　　　地黄15克，甘草6克。

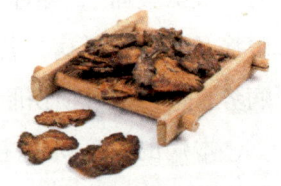
川芎

【功效】暖宫止痛，养血安胎。

【方解】方中艾叶暖宫止痛；当归、川芎养血
　　　　行滞；白芍、甘草缓急止痛；阿胶、干地黄养血安胎。全方共
　　　　奏暖宫止痛，养血安胎之效。

【用法】水煎服，每日1剂。

【按语】若肾阳虚衰，兼腰痛者，酌加杜仲、巴戟天、补骨脂以温肾助
　　　　阳，使阴寒消散，气血流畅，则腹痛可止。

【方三】逍遥散加味

【出处】《和剂局方》

【组成】柴胡12克，白芍12克，当归12克，茯苓12克，白术12克，炙
　　　　甘草6克，苏梗9克，陈皮12克，薄荷3克，煨生姜6克。

【功效】舒肝解郁，止痛安脐。

【方解】柴胡疏肝解郁，当归、白芍养血柔肝，三药配合，补肝体而助肝用，共为方中主药；白术、茯苓健脾和中，为方中辅药；佐薄荷、煨生姜助本方疏散条达之力；炙甘草调和诸药为方中使药；苏梗行气安胎；陈皮健脾利湿。诸药合用，使肝郁得解，血虚得养，脾弱得健，则诸症自愈。

【用法】水煎服，每日1剂。

【按语】若郁而化热者，酌加栀子、黄芩清热凉血，和营止痛。

十、胎漏、胎动不安

妊娠期阴道少量下血，时下时止而无腰酸腹痛者，称为胎漏，又名漏胞、漏经。若妊娠期仅有腰酸腹痛或下腹坠胀，或伴有少量阴道出血者，称为胎动不安。胎漏、胎动不安是堕胎、小产的先兆，西医称之为"先兆流产"。

中医认为，胎漏、胎动不安的主要病机是冲任损伤、胎元不固。妊娠是胚胎寄生于母体子宫内生长发育和成熟的过程。母体和胎儿必须相互适应，否则发生流产。中医把母、胎之间的微妙关系以"胎元"来涵盖。胎元包括胎气、胎儿、胎盘3个方面。影响冲任损伤、胎元不固的常见病因病机有肾虚、血热、气血虚弱和血瘀。

【方一】补肾安胎饮

【出处】《中医妇科治疗学》

【组成】菟丝子12克，续断10克，杜仲10克，狗脊9克，补骨脂9克，人参6克，白术12克，阿胶11克，艾叶10克。

【功效】补肾益精，安胎止痛。

【方解】方中菟丝子补肾益精；续断、杜仲、狗脊补肾强腰、安胎止痛；补骨脂温肾助阳、暖脾土而煦膀胱；人参、白术益气载胎；配

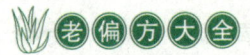

阿胶、艾叶养血止血，安胎止痛。

【用法】水煎服，每日1剂。

【按语】阴道流血量多宜重用胶、艾，酌加仙鹤草、旱莲草止血。腰腹坠痛者可配服黄芪、升麻益气养阳。小便频数、失禁酌加益智仁、覆盆子、桑螵蛸温肾缩小便。

【方二】保阴煎

【出处】《景岳全书》

【组成】生地12克，熟地10克，赤芍15克，山药12克，川续断9克，黄芩9克，黄柏9克，生甘草6克。

【功效】清热凉血，养血安胎。

【方解】本方生地养阴凉血止血；熟地滋肾水益真阴；赤芍配地黄养血敛阴；山药益肾固精；川续断补肝肾固冲止血；黄柏制相火，退虚热；黄芩清热泻火止血；生甘草调和诸药。

【用法】水煎服，每日1剂。

【按语】全方壮水滋阴，泻火止血，故宜于阴虚内热动血之各种出血证。

【方三】清热安胎饮

【出处】《刘奉五妇科经验》

【组成】山药15克，石莲6克，黄芩10克，川连9克，椿根白皮9克，侧柏炭9克，阿胶11克。

【功效】清热安胎，凉血止血。

【方解】方中黄芩、川连清热安胎；椿根白皮味苦涩寒，收涩止血；侧柏叶苦涩微寒凉血止血，炒炭后又能收敛止血；阿胶本属甘平，刘老先生体会该药甘而微寒，有清热凉血，益阴安胎之功，又由于阿胶性黏腻，能凝固血络善于止血，对妊娠患者既能安胎又可定痛；山药味甘性平，健脾补肾，补而不热。

【用法】 水煎服，每日1剂。

【按语】 全方具清热凉血、收敛止血、健脾补肾诸功，于实热所致胎漏、胎动不安服之为宜。肝郁血热者宜酌加醋炒柴胡、焦栀、白芍、炒川楝、生地，疏肝清热凉血安胎。外感热邪为患又当选加金银花、连翘、桑叶、淡竹叶之属以疏风清热。

 【方四】安胎饮

【出处】《证治准绳》

【组成】 当归12克，川芎10克，熟地黄9克，白芍9克，黄芪12克，阿胶11克，白术9克，茯苓12克，甘草6克，地榆10克，半夏6克，生姜3片。

【功效】 补血调血，益气安胎。

【方解】 方中熟地、当归、白芍、川芎合为四物具补血调血之功，动静相配，补而不滞；黄芪甘温善能补气，伍当归有阳生阴长，气旺血生之效，黄芪皆可升阳有举载胎元免于下坠之力；白术、茯苓、甘草健脾益气载胎；阿胶、地榆养血止血，配半夏、生姜降逆化痰、和中止呕。故于血虚较甚胎失所养而病胎漏、胎动不安，兼见中虚因冲气上逆而呕恶不适者，服之为宜。

【用法】 水煎服，每日1剂。

【按语】 若气虚明显小腹下坠，加升麻益气升提，固摄胎元；若腰酸明显，或有堕胎史，亦可与寿胎丸合用，加强补肾安胎之功。

十一、产后腹痛

产妇在产褥期内，发生与分娩或产褥有关的小腹疼痛，称为"产后腹痛"。其中因瘀血引起者，又称"儿枕痛"。本病相当于西医学的

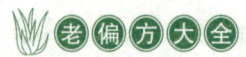

产后宫缩痛及产褥感染引起的腹痛，以新产后多见。

孕妇分娩后，由于子宫的缩复作用，小腹呈阵阵疼痛，这种腹痛是产后正常的生理现象。一般多在产后1~2天内出现，持续2~3天后自然消失。疼痛时，下腹部呈阵发性疼痛，产后恶露增加。初产妇疼痛较经产妇轻，疼痛时间也比较短。

产后腹痛的主要机制有不荣而痛与不通而痛。产后腹痛有虚实之分。血虚者，小腹隐痛，喜按，恶露量少，色淡；血瘀者，小腹疼痛拒按，恶露量少，色黯有块；热结者，小腹灼痛，按之剧痛，恶露初则量多，继则量少，甚如败脓。

【方一】肠宁汤

【出处】《傅青主女科》

【组成】当归12克，熟地12克，阿胶11克，
人参9克，山药12克，续断9克，麦
冬9克，肉桂3克，甘草6克。

【功效】养血益气，缓急止痛。

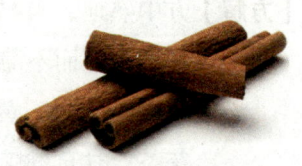

肉桂

【方解】方中当归、熟地、阿胶养血滋阴；人
参、山药、甘草益气健脾以资化源；续断补肝肾，益精血；麦
冬养阴生津；佐以少量肉桂以温通血脉。全方合用，养血益
阴，补气生津，血旺则胞脉得以濡养，气旺则率血以行，其痛
可除。

【用法】水煎服，每日1剂。

【按语】若血虚兼寒者，症见面色青白，小腹疼痛，得热痛减，形寒肢
冷，或大便溏薄，舌淡，脉细而迟，治宜养血温中，方用当归
建中汤。

【方二】生化汤

【出处】《傅青主女科》

【组成】当归9克，川芎12克，桃仁12克，炮姜3克，炙甘草6克。

【功效】温经活血，祛瘀止痛。

【方解】方中当归、川芎补血活血；桃仁化瘀止痛；炙甘草补气缓急止痛；炮姜温经止痛。全方寓攻于补之中，化瘀血，生新血，血行流畅，通则痛止。

【用法】水煎服，每日1剂。

【按语】若兼小腹冷痛、绞痛者，酌加小茴香、吴茱萸以增温经散寒之功；若伴肢体倦怠，气短乏力者，酌加黄芪、党参以益气补虚；若兼心烦易怒，胸胁胀痛，小腹胀甚而痛者，酌加郁金、香附以舒肝理气，行滞止痛。

【方三】大黄牡丹皮汤

【出处】《金匮要略》

【组成】大黄12克，牡丹皮9克，桃仁12克，冬瓜仁30克，芒硝9克。

【功效】泻热逐瘀，活血止痛。

【方解】方中大黄、芒硝荡涤瘀结，通腑泻热；桃仁、丹皮凉血祛瘀，与大黄同用逐瘀力更强；冬瓜仁清热消痈排脓。

【用法】水煎服，每日1剂。

【按语】本方有急下存阴，逐瘀止痛之效。

十二、产后排尿异常

　　产后排尿异常是指产后发生小便不通，或频数甚至失禁的总称，又称"产后小便异常"。产后小便不通是新产后排尿困难，甚至小便闭

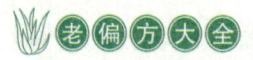

塞不通，亦称"癃闭"。产后小便频数是产后小便次数增多，甚至日溲数十次。产后小便失禁则是指产后排尿不能自己控制，也称产后遗尿。上述3种病变临床症状虽有不同，但其病因病机基本相同，常是同一病因病机的不同表现。

本病包括了西医的产后小便不通、产后尿潴留、产后尿频和尿失禁。由于妊娠分娩使盆底肌肉筋膜组织松弛，尿道阻力降低，一旦腹内压增加，即可诱发不自主排尿；或因产后膀胱炎症对膀胱黏膜的刺激导致逼尿肌收缩所引起；或因产伤致膀胱阴道瘘，尿液经瘘道而外溢。

中医认为，本病的发生主要是膀胱气化失职所致，但与肺、脾、肾三脏有关。因肾司二便，与膀胱相表里，温煦控制膀胱的气化。肺主一身之气，通调水道，下输膀胱。脾主中气，运化水液，临床常见的有气虚、肾虚、膀胱损伤。

【方一】升阳调气汤

【出处】《万氏女科》

【组成】人参9克，黄芪20克，炙甘草6克，升麻9克，益智仁12克。

【功效】补气升清，化气行水。

【方解】方中人参、黄芪、炙甘草、升麻补中益气升清，使膀胱得以气化而通溺；益智仁补肾缩小便。

【用法】水煎服，每日1剂。

【按语】如小便不通，则上方去益智仁之固涩，加猪苓、泽泻以加强通溺之功。或结合坐浴治疗用陈栝楼30～60克，煎汤坐浴约20分钟，可使肺气下行，清利膀胱以达小便流畅之效。如小便频数、失禁，则上方加山萸肉、金樱子补肾固涩，并重用北芪以补气固脬。

【方二】桑螵蛸散

【出处】《千金翼方》

【组成】桑螵蛸15克，鹿茸12克，黄芪15克，人参9克，牡蛎30克，厚朴12克，赤石脂24克。

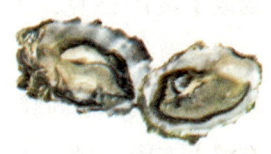

牡蛎

【功效】补肾温阳，化气行水。

【方解】方中桑螵蛸补肾缩小便；鹿茸补元阳，温肾补督；黄芪、人参补气升提；牡蛎、赤石脂固涩敛小便；厚朴化气。全方有补肾回阳益气固涩之功。

【用法】水煎服，每日1剂。

【按语】如小便不通，上方去牡蛎、赤石脂之收涩，加桂枝温阳化气行水，并用葱白适量，捣烂捏成薄块贴敷脐上，配合艾条温灸，常可奏效。

【方三】加味五淋散

【出处】《医宗金鉴》

【组成】黑栀12克，赤茯苓12克，当归12克，白芍12克，黄芩15克，甘草9克，生地12克，泽泻12克，车前子12克，滑石18克，通草12克，益母草12克。

【功效】清热利湿通淋。

【方解】此方当归、白芍、生地养阴；黑栀、黄芩清热泻火；赤茯苓、泽泻、车前子、滑石、通草、甘草利湿通淋。

【用法】水煎服，每日1剂。

【按语】全方既以清热利湿通淋为主，又照顾了产后血虚的特点，使邪去正不伤，加益母草，取其活血化瘀、利尿之效。

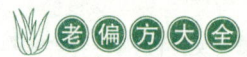

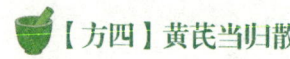【方四】黄芪当归散

【出处】《医宗金鉴》

【组成】黄芪15克，当归12克，人参9克，白术12克，白芍12克，甘草6克，生姜3片，大枣3个，猪尿脬3个。

【功效】补气养血固脬。

【方解】方中人参、黄芪、白术、甘草补气；当归、白芍补血；猪尿脬以形补形，固补膀胱；黄芪益气；生姜、大枣辛甘宣阳。全方有补气养血、祛瘀固脬之功。对新产后的脬损，或可获效。

【用法】水煎服，每日1剂。

【按语】如膀胱破口较大或日久不愈者，则要进行手术修补。

十三、子宫脱垂

子宫脱垂是指子宫从正常位置沿阴道下降，宫颈外口达坐骨棘水平以下，甚至子宫全部脱出于阴道口以外的疾病。本病常合并阴道前壁和后壁膨出。

中医认为，子宫脱垂与分娩损伤有关，患者素体虚弱，中气不足，分娩损伤，冲任不固，带脉失约，或经行产后负重操劳，耗气伤中；或久居湿秽之地，寒湿袭于胞络，损伤冲任带脉而下脱；或先天不足，或房劳多产，伤精损肾；或年老体弱，肾气亏虚，冲任不固，带脉弛纵，无力系胞，而致子宫脱出。亦见于长期慢性咳嗽、便秘、年老体衰之体，冲任不固，带脉提摄无力而子宫脱出。

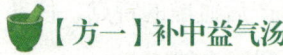【方一】补中益气汤

【出处】《脾胃论》

【组成】黄芪30克，党参12克，甘草9克，升麻9克，柴胡12克，白术

12克，当归9克，川续断12克，金
樱子12克。

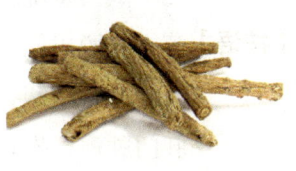

党参

【功效】补气升提。

【方解】方中黄芪、党参、甘草益气升提；升
麻、柴胡升提阳气，以助益气之力；
白术健脾；当归补血；川续断补肾；
金樱子收敛固脱。

【用法】水煎服，每日1剂。

【按语】子宫脱垂较重者，补中益气汤中须重用芪、参，尤其是黄芪可
用30～90克，以增强益气举陷之力，另外加入炙乌梅等收敛
之品，也有单以枳壳来治疗者。药理研究结果显示，枳壳具有
增强子宫平滑肌收缩之作用，但枳壳剂量大于30克，才能达
到升提的作用。

【方二】当归养荣散

【出处】《陈素庵妇科补解》

【组成】当归12克，黄芪30克，牡蛎24克，赤芍12克，防风12克，龙
骨30克，陈皮12克，蛇床子9克，白芷12克，川芎9克，生
地12克，升麻9克，甘草6克。

【功效】益气补血，补肾固脱。

【方解】明代陈文州补按："阴脱，当火补药中兼升提，玉门不闭，当
大补药中加敛涩，蛇床子兼暖子宫、补命门，四物补阴血，参
芪陈草补卫气，脱者升之，弛者敛之，虚者补之，虚寒者温而
补之，至于阴脱之症，或肿摘，或淋沥，则方中有防风、地
榆、白芷、白芍药为作佐使也。"

【用法】水煎服，每日1剂。10日外加人参、熟地、白芍、地榆，去白
芷、赤芍、生地，再用枳壳、诃子、白矾、酸笃子草（即雀儿

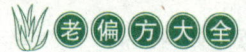

酸）煎汤熏洗。

【按语】若子宫脱出阴道口外，常因磨撩损伤，继发湿热症候，可出现红、肿、溃烂，黄水淋漓、带下盈多，色黄如脓，污秽臭气，肛门肿痛，发热口渴，小便黄赤、灼热而痛等症状。轻者可于前方加黄柏、苍术、土茯苓、车前草等以清利湿热，重者应首先清热利湿，待湿热清除后再行扶正，可先用龙胆泻肝汤。

十四、阴道炎

阴道炎是指当阴道环境酸碱度改变或局部黏膜变薄、破损、抗病力减低时，易被滴虫、霉菌或细菌入侵引起炎症。常见的有滴虫性阴道炎、霉菌性阴道炎、老年性阴道炎。

【方一】龙胆泻肝汤加减

【出处】《医宗金鉴》

【组成】龙胆草9克，生地黄12克，当归9克，柴胡9克，生甘草45克，泽泻9克，车前子（包煎）9克，木通15克，黄芩9克，炒栀子9克，苦参9克，苡米仁30克。

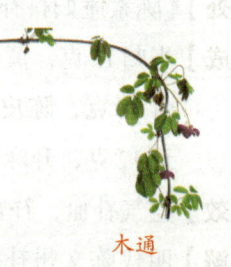
木通

【功效】泻肝清热，除湿杀虫。

【方解】本方为龙胆泻肝汤加苦参、苡米仁组成，具有清肝利湿为主兼以解郁的功效，具有较强的除湿杀虫的作用，标本兼治，临床疗效显著。

【用法】水煎服，每日1剂。

【按语】如湿蕴甚者，需加入瞿麦、萹蓄等清利之品。

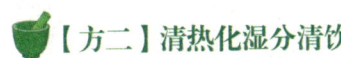

【方二】清热化湿分清饮

【出处】《妇科经方录》

【组成】川萆薢24克，石菖蒲9克，黄柏15克，茯苓15克，土炒白术9克，车前子15克（包），鹤虱9克，白鲜皮9克，苍术15克，苦参15克，白通草12克。

【功效】清热除湿，化浊止痒。

【方解】方中川萆薢、石菖蒲、黄柏清热利湿；茯苓、土炒白术健脾利湿；白通草、车前子利尿通淋；鹤虱、白鲜皮、苦参杀虫止痒。

【用法】水煎服，每日1剂。

【按语】若神疲乏力，舌淡胖，去黄柏，加党参、薏仁、白果、芡实，以健脾化湿；若阴道红肿，尿频急涩痛，便结，烦渴，加紫花地丁、大青叶、椿根皮、生大黄，以清热解毒。

【方三】止带地黄汤

【出处】《丛春雨中医妇科经验》

【组成】茵陈12克，生地15克，土茯苓15克，山药15克，山萸肉9克，泽泻9克，丹皮12克，黄柏15克，苍术15克，苡米仁30克。

【功效】清热、利湿、止带。

【方解】茵陈化湿；生地、山药滋肾阴，清热；土茯苓利湿杀虫；山萸肉、泽泻、丹皮滋肾阴；黄柏、苍术清热除湿。

【用法】水煎服，每日1剂。

【按语】因患者多年老肾虚，故湿热解后，每改用知柏地黄丸之类以善后。若湿毒壅盛，阴道或宫腔积脓，或身热者，宜加野菊花、蒲公英、紫花地丁、败酱草各15～30克，以加强清热解毒之功。

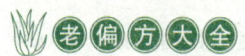 **【方四】加味四妙散**

【出处】《成方便读》

【组成】苍术15克，黄柏15克，薏苡仁30克，牛膝9克，白鲜皮9克，百部9克，苦参9克。

【功效】清热、利湿、杀虫。

【方解】苍术、薏苡仁健脾化湿，黄柏清下焦湿热，白鲜皮、百部杀虫止痒。

【用法】水煎服，每日1剂。

【按语】若脘闷身重，神疲乏力，纳少便溏，苔白黄腻者，加茯苓、白术各15克，陈皮5克，以健脾燥湿。

【方五】青囊丹栀逍遥散

【出处】《丛春雨中医妇科经验》

【组成】丹皮15克，山栀子9克，当归9克，白芍15克，柴胡45克，白术10克，茯苓10克，茵陈15克，车前子（包）10克，生甘草5克，黄柏15克，醋香附9克，台乌药9克。

【功效】疏肝清热，健脾除湿。

【方解】丹皮清热凉血；山栀子清利三焦湿热；当归、白芍、柴胡、白术疏肝健脾，除湿；茯苓、茵陈、车前子健脾利湿；黄柏清泄下焦湿热；醋香附、台乌药行气止痛。

【用法】水煎服，每日1剂。

【按语】痛甚者倍芍药、甘草，加五灵脂、生蒲黄以和营止痛；神疲气短纳差者，去丹皮、栀子，加党参、山药、砂仁健脾。

十五、盆腔炎

盆腔炎是指女性内生殖器官及其周围结缔组织、盆腔腹膜发生的炎症。盆腔炎分为急性盆腔炎和慢性盆腔炎。急性盆腔炎继续发展可引起弥漫性腹膜炎、败血症、感染性休克，严重者可危及生命。若急性期未能得到彻底治愈，则可转为慢性盆腔炎。

 【方一】五味消毒饮

【出处】《医宗金鉴》

【组成】金银花24克，野菊花24克，蒲公英
12克，紫花地丁12克，紫背天葵12
克，大黄6克，桃仁12克，丹皮12克，
冬瓜仁12克。

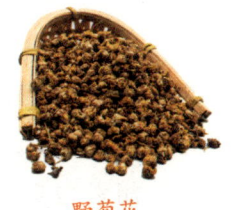

野菊花

【功效】清热解毒，利湿排脓。

【方解】本方以大黄合五味消毒饮，重在清热解毒；桃仁、丹皮凉血祛
瘀；大黄通泻肠胃，使热毒从大便而解；冬瓜仁排脓祛湿。全
方有清热解毒、利湿排脓、缓急止痛之功。

【用法】水煎服，每日1剂。

【按语】若带下臭秽加椿根皮、黄柏、茵陈，腹胀满加厚朴、枳实，里
急后重加槟榔、枳壳，月经量多不止加地榆、马齿苋，盆腔形
成脓肿者加红藤、皂刺、白芷，腹痛加延胡索、川楝子，身热
不退加柴胡、生甘草。

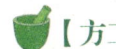 **【方二】仙方活命饮**

【出处】《校注妇人良方》

【组成】金银花24克，甘草9克，当归12克，赤芍12克，穿山甲12克，
皂角刺12克，天花粉12克，贝母12克，防风15克，白芷12克，

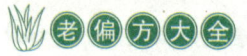

陈皮12克，乳香、没药各12克。

【功效】清热利湿，化瘀止痛。

【方解】方以金银花、甘草清热解毒；防风、白芷发散湿邪；贝母、天花粉清化热痰；当归、赤芍、乳香、没药活血化瘀以止痛；陈皮理气行滞；穿山甲、皂角刺引经入络，直达病所。

【用法】水煎服，每日1剂。

【按语】全方清热利湿，化瘀消肿止痛。湿热去，瘀血行，则热退痛缓，疾病可愈。

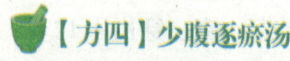【方三】膈下逐瘀汤

【出处】《医林改错》

【组成】当归12克，川芎12克，赤芍12克，桃仁12克，枳壳12克，延胡索12克，五灵脂9克，丹皮12克，乌药12克，香附12克，甘草9克。

【功效】活血化瘀，理气止痛。

【方解】当归、川芎行气活血；赤芍养血活血；桃仁活血化瘀；枳壳、延胡索疏肝理气，化瘀止痛；丹皮凉血活血；乌药、香附理气止痛；甘草调和诸药。

【用法】水煎服，每日1剂。

【按语】若因外感湿热滞留，冲任胞宫气机失畅而起，症见低热起伏，加败酱草、蒲公英、黄柏、土茯苓、柴胡；疲乏无力食少加人参、白术、焦山楂、鸡内金；有炎症结块者，加皂刺、三棱、莪术；胸胁乳房胀痛加郁金、川楝子；带下量多加薏苡仁、白芷。

【方四】少腹逐瘀汤

【出处】《医林改错》

【组成】小茴香12克，干姜9克，延胡索12克，没药12克，当归12克，川芎12克，肉桂6克，赤芍12克，蒲黄6克，五灵脂9克。

【功效】逐瘀荡胞，调经助孕。

【方解】小茴香、干姜温中暖腹；延胡索行气止痛；当归、川芎活血化瘀，养血行血；肉桂温肾元；赤芍活血；蒲黄、五灵脂活血化瘀，止血。

【用法】水煎服，每日1剂。

【按语】腹中结块加鸡内金、桃仁、莪术；四末不温加制附子；小便短数加益智仁、乌药；带下量多加茯苓、苍术；腰骶痛加桑寄生、续断、牛膝。

🥣【方五】理冲汤

【出处】《医学衷中参西录》

【组成】生黄芪15克，党参12克，白术12克，山药15克，天花粉12克，知母12克，三棱、莪术各9克，生鸡内金9克。

【功效】益气健脾，化瘀散结。

【方解】本方以生黄芪、党参、白术、山药健脾益气，扶正培元；三棱、莪术破瘀散结；天花粉、知母清热生津，解毒排脓；生鸡内金健胃消瘀结。全方有补气健脾、活血化瘀、消癥散结、行气止痛之功效。张锡纯以三棱、莪术消冲脉之瘀血，又以参、芪护气血，使瘀血去而不至伤损气血。且参、芪补气，得三棱、莪术以流通，则补而不滞，元气愈旺。元气既旺，愈能鼓舞三棱、莪术消癥之力，临证相得益彰。

【用法】水煎服，每日1剂。

【按语】若腹痛不减加白芍、延胡索、蜈蚣；腹泻去知母，重用白术；虚热未清加生地、天门冬；无腹部结块者少用三棱、莪术。若久病及肾，则肾气虚血瘀，症见少腹疼痛，绵绵不休，腰脊酸

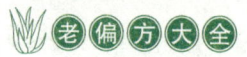

痛，膝软乏力，白带量多，质稀；神疲，头晕目眩，性淡漠；舌黯苔白，脉细弱，治宜补肾活血，壮腰宽带，方选宽带汤。

【方六】银甲丸

【出处】《王谓川妇科经验选》

【组成】金银花24克，连翘12克，升麻9克，红藤12克，蒲公英12克，生鳖甲18克，紫花地丁12克，生蒲黄6克，椿根皮12克，大青叶9克，茵陈12克，琥珀9克，桔梗12克。

【功效】清热利湿，化瘀止痛。

【方解】本方以金银花、连翘、蒲公英、紫花地丁、红藤、大青叶、升麻等药重在清热解毒；以茵陈、椿根皮等清热除湿为辅；伍生鳖甲、生蒲黄、琥珀活血化瘀，软坚散结；桔梗辛散排脓。

【用法】水煎服，每日1剂。

【按语】全方合用，共奏清热除湿、化瘀行滞之效。湿邪甚加茯苓、厚朴、大腹皮，便溏加白术、藿香。

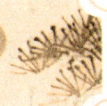

第五章　皮肤外科疾病

一、头癣

　　头癣是某些真菌侵犯头皮和头发而引起的浅部真菌病，多见于儿童，传染性较大，主要通过理发工具、帽子、梳子、枕巾等间接接触传播或直接接触动物而传染。临床上有黄癣、白癣、黑点癣之分，分别由黄癣菌、大小孢子菌、紫色发癣菌及断发癣菌引起。

　　本病相当于中医学"秃疮""癞头疮""肥疮""白头疮""赤疮""癞痢头""蛀毛癣"等范畴。

【方一】

【出处】民间验方

【组成】鲜生姜适量。

【功效】抗菌止痒。

【方解】解表散寒，温中止呕，温肺止咳。

【药理】现代药理研究发现生姜具有抑菌、抗炎、抗溃疡等作用。

【用法】将生姜捣烂如泥，加温，涂患处，每日2～3次。

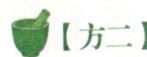【方二】

【出处】民间验方

【组成】紫草18克，麻油60克。

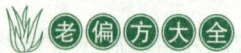

【**功用**】解毒杀虫。

【**主治**】头生白癣。

【**方解**】方中紫草具有凉血、活血、解肌透疹作用；麻油润肤。

【**药理**】现代药理研究发现紫草能抗菌解热。

【**用法**】将上2味药共浸3天后去渣，留油。先剃去患者头发，用水洗净，涂上紫草油，每日1次，头发生长后再剃再涂药，以愈为度。

【方三】

【**出处**】民间验方

【**组成**】鲜侧柏叶120克。

【**功效**】生发乌发。

【**主治**】头癣。

【**方解**】方中侧柏叶凉血、止血，生发乌发。

【**药理**】现代药理研究发现侧柏对皮肤癣菌具有抑制作用。

【**用法**】将上药煎水滤渣取药液温浴头部，每日1～2次。

【方四】

【**出处**】民间验方

【**组成**】硫黄20克，凡士林80克。

【**功效**】杀虫止痒。

【**主治**】头癣。

【**方解**】方中硫黄外用解毒杀虫疗疮；凡士林润肤。

【**药理**】现代药理研究发现硫黄与皮肤接触可溶解角质，有杀疥虫、细菌、真菌作用，对动物实验性炎症有治疗作用。

【**用法**】调成膏，外涂患处，每日2～3次。

【方五】

【**出处**】民间验方

【**组成**】蜂房1个，蜈蚣2条，明矾适量。

【**功效**】杀菌消毒。

【**主治**】头癣。

【**方解**】方中蜂房具有攻毒杀虫之用；蜈蚣攻毒散结，通络止痛；明矾解毒杀虫，燥湿止痒。

【**药理**】现代药理研究发现：蜂房对急性、慢性炎症均有抑制作用；蜈蚣对多种皮肤真菌有抑制作用。

【**用法**】将明矾研末，放入蜂房孔中，连同蜈蚣置瓦片上小火烤焦，共研细末，麻油调匀外贴。

二、体癣

　　体癣是指发生于除头皮、毛发、掌跖和甲以外其他部位的皮肤癣菌感染。皮损初起为红色丘疹、丘疱疹或小水疱，继之形成有鳞屑的红色斑片，境界清楚，皮损边缘不断向外扩展，中央趋于消退，形成境界清楚的环状或多环状，边缘可分布丘疹、丘疱疹和水疱，中央色素沉着。本病夏秋季节多发。

　　本病相当于中医学"圆癣""金钱癣"等范畴。

【方一】

【**出处**】民间验方

【**组成**】明矾6克，白凤仙花12克。

【**功效**】解毒杀虫，燥湿止痒。

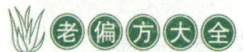

【**主治**】体癣。

【**方解**】方中明矾、白凤仙花解毒杀虫，燥湿止痒。

【**药理**】现代药理研究发现明矾有抑菌作用。

【**用法**】研细调匀，涂在患处。

【方二】

【**出处**】民间验方

【**组成**】土槿皮30克，百部30克，蛇床子15克，酒精240克。

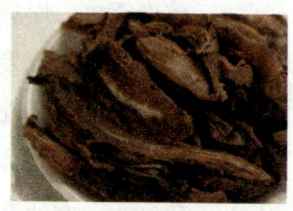
百部

【**功效**】杀虫止痒。

【**主治**】体癣。

【**方解**】方中土槿皮杀虫止痒；百部杀虫灭虱；蛇床子杀虫止痒，燥湿。

【**药理**】现代药理研究发现：土槿皮有一定的抗菌作用；百部能抑制一切皮肤真菌，水浸液和醇浸液对体虱、阴虱皆有杀灭作用；蛇床子对皮肤癣菌有抑制作用。

【**用法**】浸泡3天，过滤取液每日1~2次，外涂患处。

【方三】

【**出处**】民间验方

【**组成**】煅蚌壳、五倍子各60克，冰片少许。

【**功效**】清热化湿，祛风杀虫。

【**主治**】体癣。

【**方解**】方中五倍子、煅蚌壳收敛止血，收湿敛疮；冰片开窍醒神，清热止痛。

【**药理**】现代药理研究发现：五倍子能敛肺降火，止咳止汗，涩肠止泻，固精止遗，收敛止血，收湿敛疮；冰片对部分致病性皮肤真菌有抑制作用。

【用法】上药共为细末，用植物油调敷患处。

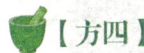

【方四】

【出处】民间验方

【组成】苦参50克，玄参30克，明矾10克，
　　　　芒硝10克，花椒15克，大黄15克。

【功效】燥湿解毒，杀虫。

【主治】体癣。

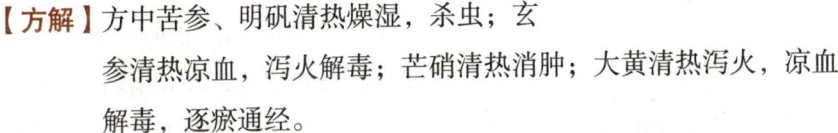

花椒

【方解】方中苦参、明矾清热燥湿，杀虫；玄
　　　　参清热凉血，泻火解毒；芒硝清热消肿；大黄清热泻火，凉血
　　　　解毒，逐瘀通经。

【药理】现代药理研究发现：苦参具有抗炎、抗过敏作用；玄参有抑
　　　　菌、抗炎作用；大黄有抗感染作用。

【用法】将上药加水煎取药液500克，去渣，用消毒纱布蘸药液外洗并
　　　　湿敷患处，每日3次，每次30分钟。

三、手足甲癣

　　手足癣是指指（趾）及掌、跖面皮肤的浅部真菌感染。病原菌多
为红色毛癣菌、絮状表皮癣菌及须毛癣菌。临床分为水疱型、鳞屑角
化型、浸渍型。足癣相当于中医学"臭田螺""田螺皮包"等范畴。

　　甲癣是浅表皮肤真菌侵犯甲板或甲下的一种甲霉菌病。一般由手
足癣日久蔓延而成。临床以指（趾）甲发生凹凸不平、肥厚，失去正
常光泽等为特征。甲癣相当于中医学"鹅爪风""油灰指甲""油炸甲"
等范畴。

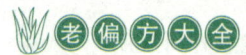

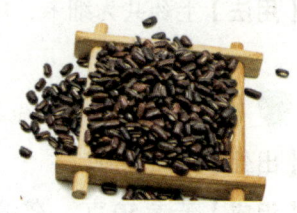 【方一】三妙汤加味

【出处】《四肢躯干皮肤病诊疗选方大全》

【组成】苍术、黄柏、川牛膝、木瓜各10克，大青叶、赤小豆各12克，鱼腥草15克，生甘草6克。

赤小豆

【功效】清热燥湿，祛风解毒。

【主治】足癣属湿热下注型。

【方解】方中苍术燥湿健脾，祛风散寒；黄柏清热燥湿，泻火除蒸，解毒疗疮；川牛膝、木瓜舒筋活络，和胃化湿；大青叶清热解毒，凉血消斑；赤小豆、鱼腥草清热解毒，消痈排脓，利尿通淋；生甘草祛痰止咳，缓急止痛，清热解毒，调和诸药。

【药理】现代药理研究发现：苍术、黄柏、川牛膝、木瓜有抑菌抗炎作用；鱼腥草、甘草有抗溃疡、抗炎、抗过敏作用。

【用法】水煎服，每日1剂。

【方二】苏木浸洗方

【出处】《中国中医秘方大全》

【组成】苏木、蒲公英、钩藤各30克，防风、防己、川椒、黄芩、白矾各15克。

【功效】解毒消肿，止痛收敛。

【主治】足癣属浸渍糜烂型。

【方解】方中苏木活血疗伤，祛瘀通经；蒲公英清热解毒，消肿散结，利湿通淋；钩藤清热平肝，息风定惊；防风祛风解表，胜湿止痛，止痉；防己祛风，止痛，利水消肿；川椒、黄芩清热燥湿，泻火解毒，止血；白矾外用解毒杀虫，燥湿止痒，内服止血，止泻，化痰。

【药理】现代药理研究发现：苏木有促进微循环、消炎作用；防风有抗炎、抗过敏、抗菌作用；防己有抗炎、抗过敏作用，对免疫有抑制作用；川椒、黄芩抑菌；白矾外用有明显的抗阴道滴虫作用，促进溃疡愈合。

【用法】水煎外洗。

【方三】丁香酊方

【出处】《中国中医秘方大全》

【组成】丁香15克，70%乙醇100毫升。

【功效】杀虫止痒。

【主治】手足癣。

【方解】方中丁香温中降逆，散寒止痛，温肾助阳。

【药理】现代药理研究发现：丁香有抗炎作用。

【用法】丁香用70%乙醇加至100毫升，外搽，每日3次。

【方四】百蛇灭癣方1

【出处】《中国中医秘方大全》

【组成】蛇床子、苦参、白鲜皮各45克，生百部、当归各20克，雄黄面（后下）、硫黄面（后下）各12克。

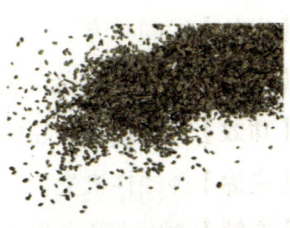
蛇床子

【功效】杀虫止痒。

【主治】鳞屑、角化型手癣。

【方解】方中蛇床子杀虫止痒，燥湿；苦参清热燥湿，杀虫；白鲜皮清热燥湿，祛风解毒；生百部杀虫灭虱；当归活血止痛；雄黄解毒，杀虫；硫黄外用解毒杀虫疗疮。

【药理】现代药理研究发现：蛇床子对皮肤癣菌有抑制作用；苦参有抗炎、抗过敏作用；白鲜皮能抑多种癣菌、真菌；百部能抑制一

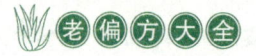

切皮肤真菌，水浸液和醇浸液对体虱、阴虱皆有杀灭作用；雄黄有抑菌、增强免疫作用；硫黄与皮肤接触可溶解角质、杀疥虫，对动物实验性炎症有治疗作用。

【用法】每日1剂。水煎待温后浸泡20~30分钟，每日2次。

四、神经性皮炎

神经性皮炎又名慢性单纯性苔藓，是一种常见的慢性皮肤神经功能障碍性皮肤病，好发于颈项、上眼睑处，基本皮损为针头至米粒大小的多角形扁平丘疹，淡红、淡褐色或正常肤色，质地较为坚实而有光泽，表面可覆有糠秕状鳞屑，久之皮损逐渐融合扩大，形成苔藓样变，自觉阵发性瘙痒，常于局部刺激、精神烦躁时加剧。

本病相当于中医学"牛皮癣""摄领疮"等范畴。

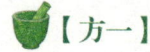【方一】

【出处】民间验方

【组成】木鳖子60克，陈醋500克。

【功效】舒肝清热，疏风止痒。

【主治】神经性皮炎。

【方解】方中木鳖子攻毒疗疮，消肿散结；陈醋杀菌。

【药理】现代药理研究发现木鳖子具有抗炎作用；陈醋抑菌。

【用法】土鳖子去壳，烤干后研成细末，放入陈醋内浸泡7天，每日摇动2次。先用绿茶水清洗患处，然后用药液直接涂搽，每日2~3次。

【按语】对皮肤无刺激性，但有一定毒性，防入口。

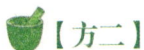

【方二】

【**出处**】民间验方

【**组成**】细辛、良姜、官桂各1.5克，95%酒精100克，甘油适量。

【**功效**】温经散寒，通脉止痒。

【**主治**】神经性皮炎。

【**方解**】细辛温经散寒，祛风通窍；良姜温中散寒；官桂补火助阳，温经通脉。

【**药理**】现代药理研究发现：细辛能抗炎、抑菌、扩张血管；良姜具有镇痛、抗炎、抗菌、抗血栓形成的作用；官桂抑制真菌、扩张血管、促进血液循环。

【**用法**】将前3味药研成细末，入酒精中浸泡1周，过滤后加入适量甘油即成。用此药涂患处，每日2次。

【方三】

【**出处**】民间验方

【**组成**】生薏苡仁、珍珠母各30克，干地黄、白鲜皮各15克，当归、川芎、赤芍、防风、荆芥、五味子各10克。

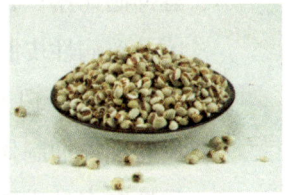

薏苡仁

【**功效**】舒肝清热，疏风止痒。

【**主治**】神经性皮炎。

【**方解**】方中生薏苡仁清热排脓；珍珠母安神；干地黄、赤芍清热凉血，养阴生津；白鲜皮清热燥湿，祛风解毒；当归、川芎补血调经，活血止痛；防风、荆芥祛风解表；五味子收敛固涩，益气生津。

【**药理**】现代药理研究发现：地黄、赤芍、防风、荆芥具有抗炎、抗过敏作用；白鲜皮可抑制多种癣菌；川芎改善微循环，有抗组胺

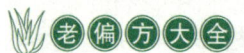

作用；五味子可提高免疫力。

【用法】水煎服，每日1剂。

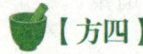【方四】

【出处】民间验方

【组成】首乌12克，牡丹皮4.5克，生地黄12克，熟地黄9克，当归9克，红花、地肤子各4.5克，白蒺藜3克，僵蚕、元参、甘草各3克。

【功效】舒肝清热，疏风止痒。

【主治】神经性皮炎。

【方解】牡丹皮、生地黄、元参清热凉血，养阴生津；牡丹皮、当归、红花活血养血祛瘀；首乌、熟地黄补益精血；地肤子清热利湿止痒；白蒺藜疏肝平肝祛风；僵蚕祛风化痰散瘀；甘草补中益气，清热解毒。

【药理】现代药理研究表明：生地黄能抗炎、抗过敏；元参对多种细菌有抑制作用；牡丹皮能抗炎、抑制血小板凝集，并对多种致病菌及致病性皮肤真菌有抑制作用；当归有抗血栓作用，能显著促进血红蛋白及红细胞的生成；红花的醇提物和水提物有抗炎、免疫抑制作用；何首乌、熟地黄能增强机体免疫力；地肤子抑制多种皮肤真菌，抑制迟发型超敏反应；白蒺藜能提高机体免疫力，抗衰老，抗过敏；僵蚕具有抗炎抑菌的作用；甘草有抗溃疡、抗炎、抗过敏、抗菌作用。

【用法】水煎服，每日1剂。